Neurophysiologische Grundlagen der Hirnleistungsstörungen

Gino Gschwend

Neurophysiologische Grundlagen der Hirnleistungsstörungen

erkennen · verstehen · rehabilitieren

mit einem Beitrag von
Nelson Annunciato

Vorwort von Prof. Dr. h.c. mult. Theodor Hellbrügge,
München, Deutsche Akademie für Entwicklungsrehabilitation

35 Abbildungen, 3 Tabellen, 1998

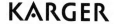 Basel · Freiburg · Paris · London · New York ·
New Delhi · Bangkok · Singapore · Tokyo · Sydney

Autoren

Dr. med. Gino Gschwend, FMH Neurologie
Haldenstraße 11
CH-6006 Luzern (Schweiz)

Dr. med. Nelson Annunciato
Deutsche Akademie für Entwicklungsrehabilitation
Heiglhofstraße 63
D-81377 München (Deutschland)

Mit einem Vorwort von Professor Dr. h.c. Theodor Hellbrügge, Deutsche Akademie für Entwicklungsrehabilitation, München

Die Deutsche Bibliothek – CIP-Einheitsaufnahme

Gschwend, Gino:
Neurophysiologische Grundlagen der Hirnleistungsstörungen: erkennen, verstehen, rehabilitieren / Gino Gschwend. Mit einem Beitr. von Nelson Annunciato. Vorw. von Theodor Hellbrügge. – Basel; Freiburg [Breisgau]; Paris; London; New York; New Dehli; Bangkok; Singapore; Tokyo; Sydney: Karger, 1998
ISBN 3-8055-6613-1

© Copyright 1998 by S. Karger GmbH, Postfach, D-79075 Freiburg, und
S. Karger AG, Postfach, CH-4009 Basel
Printed in Germany on acid-free paper by Druckerei Weber, D-79111 Freiburg
ISBN 3-8055-6613-1

Inhalt

Vorwort

Dr. Gino Gschwend, letzter Assistent des Nobelpreisträgers Prof. Walter Rudolf Hess in Zürich und ein großer Verehrer Sherringtons, gibt im vorliegenden Buch einen Überblick über die praktische Neurophysiologie unter dem Blickwinkel der Entwicklungsphysiologie. Daraus lassen sich wichtige Anregungen für die Rehabilitation ableiten. Die Nahsinne des Körperschemas werden sinnesphysiologisch den Fernsinnen des Raumschemas gegenübergestellt, was zu einem neuen Verständnis der Motorik führt, die als ein Sich-Hineinbewegen des Kindes in das Raumschema mit Hilfe seines Körperschemas aufgefasst werden kann.

Besonders intensiv hat er sich mit dem größten Neuronenverband des Großhirnes, dem von Sherrington als «integrating system» bezeichneten Integrator, befasst. Er hat dieses umfangreiche, geistig aktive Neuronensystem in das Globalsystem und seine Teilsysteme aufgegliedert und dadurch ganz neue Gesetzmäßigkeiten aufgedeckt, die für die Rehabilitation von größter Bedeutung sind.

Im abschließenden Kapitel dieses Buches befasst sich Dr. Nelson Annunciato mit dem Regenerationsvermögen des Hirnes, ein Potential, das bei entwicklungsgeschädigten Kindern große Rehabilitationsmöglichkeiten birgt.

Dieser neurophysiologische Überblick über das zerebrale Leistungsvermögen ermöglicht es, die beim Kind gefundenen Störungen den entsprechenden Neuronenverbänden zuzuordnen und daraus die bestmögliche Rehabilitation abzuleiten.

Dr. Gschwend hat sich in den letzten Jahren mit diesem Modell große Verdienste erworben, nicht zuletzt auch deshalb, weil es für die Pädagogik von großer Bedeutung ist, z.B. für die Montessori-Heilpädagogik, deren Wurzeln auf den zu Unrecht vergessenen Franzosen Edward Séguin zurückgehen. Séguin hat bereits in der Mitte des vorigen Jahrhunderts die unentbehrlichen neurophysiologischen Grundlagen für die Lernprozesse geistig schwerstbehinderter Kinder hervorgehoben und zusammengefasst.

In den vergangenen Jahren hat Dr. Gschwend bei zahlreichen Vorträgen und Kursen der Deutschen und Internationalen Akademie für Entwicklungsrehabilitation Ärzte, Psychologen und Therapeuten der verschiedensten Fachrichtungen begeistert. Ich bin sicher, dass das vorliegende Buch eine Bereicherung nicht nur für Kinderärzte und Rehabilitationsspezialisten, sondern auch für viele im Dienste des behinderten Kindes Tätige darstellt.

Prof. Dr. Dr. h.c. mult. Theodor Hellbrügge, München

Einleitung

Die komplexe Struktur des «Edelorgans» Hirn bedingt seine vielfältigen Störungsmöglichkeiten. Um diese verstehen zu können, ist es unerlässlich, sich mit dem Aufbau des Hirnes, seinem Organigramm, auseinanderzusetzen.

Beim Kind können zu jedem Zeitpunkt der Entwicklung Störungen auftreten, die eine Verzögerung der Weiterentwicklung zur Folge haben. Deshalb ist es besonders wichtig, diese Störungen bei den Routineuntersuchungen auf möglichst einfache Weise so früh wie möglich zu erfassen und zu behandeln. Die Entscheidung für die bestmögliche Rehabilitation ist dabei von besonderer Bedeutung.

Das vorliegende Buch befasst sich mit dem Erkennen von Hirnleistungsstörungen, der Auswahl der Therapie und dem neurophysiologischen Hintergrund. Einleitend werden deshalb die zerebralen Entwicklungszeitmarken des Kindes bis zum 5. Lebensjahr tabellarisch zusammengefasst, gefolgt von den wichtigsten Rehabilitationsmöglichkeiten. Im 3. Teil werden die Störungen entsprechend ihrem neurophysiologischen Hintergrund dargestellt, aufgegliedert in Störungen der Wahrnehmung, Motorik, Integration, Kommunikation, Emotionen und musischen Fähigkeiten. Der abschließende Beitrag von Dr. Nelson Annunciato gibt einen Überblick über die wichtigsten Möglichkeiten der Reorganisation des Hirnes.

Die zerebralen Entwicklungszeitmarken des Kindes bis zum 5. Lebensjahr

In Tabelle 1 werden die Hauptkriterien für die Kurzbeurteilung nach dem 1., 3., 6., 9. und 12. Lebensmonat sowie in (halb)jährlichen Abständen bis zum 5. Lebensjahr angegeben.

Sensorik und Motorik. Während die Sensorik schon bei der Geburt und erst recht nach dem 1. Lebensmonat ein hohes Wahrnehmungsvermögen aufgebaut hat, wodurch das Raumschema aus den Fernsinnen Sehen, Hören und Riechen schon nach 1 Monat weitgehend komplett und das Körperschema mit seinen Nahsinnen nach 9 Monaten gleich weit ist, braucht die Motorik einiges mehr an Zeit für ihre Entwicklung. Lediglich die Saugmotorik ist bei der Geburt durch das intrauterine Daumenlutschen bereits eingespielt. Auch bekommt der Säugling weiterhin, wie schon vor der Geburt, ungezielte, zunehmend verspielt werdende Bewegungsimpulse von den Basalganglien aus für die Ärmchen und Beinchen. Aber bald danach geht die Stellreflexentwicklung vom Gleichgewichtssystem im unteren Stammhirn aus rasant abwärts, im 1. Lebensmonat zum Nacken, im 3. zu den Oberarmen (Ellbogenstütz), im 6. weiter zu den ganzen Armen und zur oberen Rumpfmuskulatur (Handstütz, Reflexumdrehen vom Rücken auf den Bauch) und im 1. Lebensjahr schließlich bis zu den Beinen. Allerdings hat inzwischen die kortikale Motorik die abwärts laufende Stellreflexentwicklung überholt, nachdem sie schon vorher seit dem 1. Lebensmonat das Wenden der Augen, dann auch das Wenden des Kopfes willkürlich zur Ausführung gebracht hat. Ab dem 6. Lebensmonat bringt sie überdies das Greifen über die Mittellinie und im 9. den Schrägsitz, das Krabbeln, das Sich-Rollen und das Sich-Aufrichten mit sich. Bald folgt dem freien Gehen bis spätestens mit 1 1/2 Jahren das Rennen mit 2 Jahren, das kortikale Klettern mit 2 1/2 Jahren und mit 3 Jahren die Freude am Ergänzen der Motorik mit dem Rad, dem Schlitten etc.

Im *Spiel* folgt dem Ausprobieren ab dem 6. Lebensmonat das Konstruktionsspiel des 1. Lebensjahres (mit Schnee, Sand etc.), das Explorationsspiel mit 1 1/2 Jahren, das Rollenspiel ab dem 2., das instrumentelle Fertigkeitsspiel ab dem 3. (Dreirad, Skier, Schlitten) und schließlich ab dem 4. Lebensjahr das Gruppenspiel.

Musisch ist das Kind bis zum 3. Lebensjahr prärhythmisch und prämelodisch. Auch zeichnet es im 3. Lebensjahr die Mutter als Knäuel, ab dem 4. als Kopffüßler, ab dem 5. als Kopffüßler in einfacher Umgebung und erst ab dem

2

Tabelle 1. Die zerebralen Entwicklungszeitmarken des Kindes bis zum 5. Lebensjahr

Alter	Sensorik	Motorik	Verhalten/Spiel/Zeichnen	Sprache
1 Monat	hört, sieht schwarzweiß spürt, riecht	hebt Kopf		
3 Monate	Raumschema perfekt, sieht Farben, akustischer und visueller Augenstellreflex	Ellbogenstütz	spielt ungeschickt mit Händen und Füßen reagiert auf Zuwendung mit Lächeln	lallt
6 Monate	kann Körperstellungen nachahmen	Handstütz rotiert auf den Bauch, greift über Mittellinie	Probierspiel isst Brot selbst	wiederholt Silben
9 Monate		Schrägsitz, Krabbeln, Kniestand Klemmgriff	fremdelt	
12 Monate	Körperschema komplett	steht auf, wirft aus dem Sitzen	Konstruktionsspiele mit Schnee und Sand	spricht erste Worte, ahmt Tierlaute nach
18 Monate	verspürt Stuhlgang	wirft im Stehen	erforscht die Umwelt	Einwortsätzchen
2 Jahre		rennt hüpft zweibeinig	trotzt Rollenspiel	Zweiwortsätzchen
3 Jahre	verspürt Harndrang	hüpft einbeinig Babinski wird negativ	kritzelt Knäuel Fertigkeitsspiele	Ich-Form singt rhythmisch/melodisch
4 Jahre			Kopffüßler Gruppenspiel	Wir-Form
5 Jahre	erlebt Sexidentität		zeichnet Umgebung	unterscheidet Wachtraum

6. bis 7. als vervollständigtes musisches Körperschema, nachdem das visuelle schon im 3. Lebensmonat und das sensomotorische mit 1 Jahr vollständig geworden ist.

Unterscheidungsvermögen. Zwischen Junge und Mädchen unterscheidet das Kind ab dem 3. Lebensjahr, identifiziert sich aber mit seinem Geschlecht erst ab dem 5. In diesem 5. Jahr beginnt es auch den Traum von der Wirklichkeit zu unterscheiden. Obwohl es rechte und linke Seite schon ab dem 3. Lebensjahr unterscheiden kann, findet es die Wörter hierfür erst ab dem 7. Lebensjahr, um diesbezüglich nicht selten lebenslänglich täuschungsanfällig zu bleiben.

Sprachlich schließlich lallt auch das taube Kind bis ins Alter von $1^1/_2$ Jahren, was die Schwerhörigkeit oft maskiert. Nach den Einwortsätzchen mit 1 Jahr folgen in jedem Jahr Sätze, die um ein Wort länger werden. Mit 3 Jahren entdecken die Kinder die Ich-Form und mit 4 Jahren die Wir-Form.

Das Kind erwirbt in schnellen Schritten die Fähigkeiten der Erwachsenen, auch wenn es noch lange kindlich bleibt.

Entwicklungszeitmarken des Kindes – Zusatzkriterien

In Tabelle 2 werden zu einigen der zu prüfenden Fähigkeiten Zusatzkriterien angegeben, die zum Zug kommen, wenn das Hauptkriterium mutmaßlich oder eindeutig aus dem Normbereich ausschert. Sind auch diese Zusatzkriterien nicht erfüllt, ist eine Therapie unabdingbar.

Auch ohne Zusatzkriterien ist Behandlung unabdingbar, wenn das Kind nach einem Monat den Kopf noch nicht anhebt, nach einem Jahr noch kein Wort spricht und nach $1^1/_2$ Jahren noch nicht gehen kann.

Tabelle 2. Entwicklungszeitmarken des Kindes – Zusatzkriterien

Alter	kann nicht	Zusatztest ebenfalls pathologisch
1 Monat	den Kopf anheben	Sogleich Therapie
3 Monate	den Ellenbogen-Stütz	*Noch immer da:* Handgreif-, Moro-, Schreit-Reflex Stützreaktion, Babkin-Reflex
6 Monate	vom Rücken auf den Bauch rollen	*Sollte können:* Handstütz, über die Mittellinie greifen
9 Monate	krabbeln	*Sollte können:* sich rollen, Schrägsitz Daumen-Zeigefinger-Klemmgriff
12 Monate	frei stehen Worte sprechen	*Sollte können:* sich hochziehen, werfen; Instrumentalverhalten Noch immer da: Mund- und Fußgreifreflex Sogleich Therapie
18 Monate	frei gehen	Sogleich Therapie
2 Jahre	hüpfen	*Sollte beginnen:* rennen
3 Jahre	Dreiwortsätzchen gehen ohne häufig zu stürzen	*Sollte können:* wenigstens Zweiwortsätzchen und kritzeln Ball rollen *Noch immer da:* Babinski-Reflex

Zeitmarken der Zusatzkriterien. Zu den Zusatzkriterien der ersten 3 Lebens-
monate gehören phylogenetisch alte Reflexe, die bis zum 3. Lebensmonat verschwunden sein sollten. Im 6. Monat muss das Kind, wenn es sich noch nicht
aus der Rückenlage in die Bauchlage drehen kann, wenigstens den Handstütz
machen und über die Mittellinie greifen können. Nach 9 Monaten krabbeln
nicht alle Kinder, aber sie sollten sich rollen, in den Schrägsitz gehen und den
Daumen-Zeigefinger-Klemmgriff machen können. Mit einem Jahr stehen viele
Kinder noch nicht frei. Sie müssen sich aber an den Wänden hochziehen, kleine
Bälle werfen und mit dem Löffel essen können (Instrumentalverhalten). Auch
sollten sie den Mund- und Fußgreifreflex verloren haben. Spätestens mit 18
Monaten muss das Kind frei gehen können, und im 2. Lebensjahr muss es hüp-
fen oder wenigstens zu rennen beginnen. Im 3. sollten wegen besserer Raum-
/Körperschema-Koordination die Stürze deutlich zurückgehen und der Babinski-Reflex verschwinden. Auch das Ballrollen sollte in diesem Alter normalerweise keine Schwierigkeiten mehr bereiten. Überdies sollte das Kind jetzt in der
Lage sein, zumindest Zweiwortsätzchen zu bilden und mit Farbstiften zu kritzeln.

Therapiemöglichkeiten

Tabelle 3 listet die am weitesten verbreiteten störungsorientierten Therapien auf.

Die Krankengymnastik (Physiotherapie)

Die Krankengymnastik setzt vornehmlich die Eigentätigkeit des Patienten ein, um sie über Lern-, Übungs- und Trainingsabläufe zur Leistungssteigerung zu bringen. Dies kann sowohl einzeln wie im Gruppenverband geschehen. Unterstützend helfen Massage, Wärme, Elektrotherapie, Hydrotherapie, Hippotherapie etc.

Tabelle 3. Therapiemöglichkeiten

Störungen	Therapie
Motorische Störungen	Physiotherapie mit ihren diversen Weiterentwicklungen Bobath Vojta Ergotherapie SI
Feinmotorische Störungen	Ergotherapie SI Mototherapie
Wahrnehmungsstörungen – Haut, Gelenke, vestibulär – Gehör – Sehen	SI, Ergotherapie Hörschulung, Sprachtherapie Sehschulung
Sprache	Sprachtherapie
Verhalten	Verhaltenstherapie Spieltherapie Musiktherapie Maltherapie Ergotherapie

Beim zerebral geschädigten Kind geht es in erster Linie um die Geschicklichkeit, die konsequent aufgebaut werden will, wobei bezüglich der Motorik –
analog der Entwicklung des gesunden Kindes – mit dem Aufbau der Mund-
und Kopfbewegungen begonnen wird, um abwärts, von kranial nach kaudal,
und bei den Extremitäten von proximal nach distal fortzuschreiten.

Bei peripheren Schäden hingegen steht das Zurückgewinnen der Kraft im
Vordergrund, was ein Muskeltraining erfordert. Um einen solchen Trainingsef-
fekt zu erzielen, müssen die Muskeln einen Kraftaufwand leisten, der bei mindestens 30% ihres maximalen Leistungsvermögens liegt. Optimal ist ein Aufwand
von 50 bis 70%.

Bei Gelenkschäden schließlich geht es um den Beweglichkeitsgewinn.

Die Bobath-Therapie

Die Bobath-Therapie des Kindes ist eine entwicklungsneurologische
Behandlungsweise mit Hemmung der phylogenetisch alten und der pathologischen Haltungsreflexe und mit Bahnung der Grundelemente der Bewegungen
entlang der Entwicklungsachse: der Stellreaktionen, des Gleichgewichtes, der
Gewichtsverlagerung, der Kopf-/Rumpfkontrolle und der Rumpfrotation. Entscheidend ist hierbei das Muskelzusammenspiel über die reziproke Innervation.
Phylogenetisch alte Bewegungsmuster wie die assoziierten Reaktionen sowie
pathologische Muster wie beim apallischen Syndrom werden durch reziproke
Hemmuster ausgeschaltet.

Die Schlüsselpunkte für die Hemmung pathologischer Muster und für die
Bahnung normaler Muster liegen proximal am Körper, von wo aus der Hal-
tungs- und Bewegungsaufbau distalwärts erfolgt. Bei dieser Therapie müssen die
Eltern oder Betreuer rund um die Uhr mitwirken.

Die ursprüngliche Ausrichtung des Interesses auf den Tonus, nach dem
Motto «guter Tonus = gute Bewegung», ist inzwischen im Sinne einer sensomotorischen Förderung (Fazilitation, unterstützt durch Handling) erweitert worden.

Das Reflexumdrehen und Reflexkriechen nach Vojta

Bei Vojta wird durch Druck in vorgegebener Richtung von bestimmten
Punkten am Körper aus erst eine reflektorische Abwehranspannung aufgebaut,
dann aber ein Fluchtverhalten vor dem Druckreiz. Das Kind hat anfänglich
keine Freude an diesen fluchtauslösenden Reizen und weint.

Reflexumdrehen und Reflexkriechen. Überraschenderweise reagiert schon
das Neugeborene auf Vojtas Druckeinwirkungen mit Fluchtverhalten, das in
Rückenlage aus einem Reflexumdrehen und in Bauchlage aus einem Reflexkrie-

chen des Vierfüßlers am Ort besteht, obwohl das spontane Umdrehen erst mit 6 Monaten ausgereift ist und das spontane Kriechen mit 9 Monaten einsetzt, wenn genügend Tonus hierfür aufgebaut werden kann. Dieses Reflexkriechen erweist sich demnach als phylogenetisch altes, generalisierendes Reflexmuster des Vierfüßlers (Echsengang), das von einer übergeordneten Reflexorganisation im Stammhirn seinen Ausgang nimmt und ohne das gezielte Setzen von Auslösern nie zum Spielen kommt, weil es schon vor der kompletten Ausreifung von der höheren, kortikalen Motorik überrollt wird.

Fluchtverhalten. Dieses vorerst rein reflektorische, nach wenigen Monaten aber kortikal zum Instinktmuster ausgebaute Fluchtverhalten ist das intensivste Verhaltensmuster, das es überhaupt gibt, denn es ist alles verloren, wenn Flucht nicht mehr hilft. Daher wird eine in der Entwicklung steckengebliebene Motorik über das Aktivieren dieses Fluchtmusters am intensivsten und generellsten auftrainiert. Dies ist um so wichtiger, als schon 3 Monate nach dem normalen Ausreifen des Vierfüßlergehmusters das Stadium des Zweifüßlermusters erreicht wird.

Wegen der Generalisierungsmöglichkeit der Reflexmuster via den Hirnstamm machen auch die Schließmuskeln und die Mundmotorik mit, so dass die Kinder weniger inkontinent werden, weniger speicheln und besser sprechen lernen.

Ergotherapie

Die Ergotherapie zielt auf eine bestmögliche, ganzheitliche Anpassung ans Alltagsleben ab. Durch das Üben von Alltagsanforderungen wie Ankleiden, Essen, Trinken, Körperpflege, Schreiben, Rollenspiele etc. wird nicht nur die Geschicklichkeit in diesen Dingen in Hinblick auf eine weitgehende Selbständigkeit geübt, sondern es werden auch die Geschicklichkeit der Motorik, die Ausdauer, das Konzentrationsvermögen, die Kommunikation, die Selbsteinschätzung, Zeiteinteilung etc. verbessert oder neu aufgebaut. Der Indikationsbereich ist daher breit. Er umfasst nicht nur Störungen der Grob- und Feinmotorik, sondern auch Störungen der Wahrnehmung, der Sprache und des Verhaltens, Störungen also, die nicht selten in der Mehrfachbehinderung kombiniert vorkommen.

Petö. Eine besonders intensive Behandlung in dieser Richtung stellt die Methode von Petö dar, bei der die Kinder in mehr oder weniger homogenen Gruppen und in kindergerechter Umgebung (Kindermobiliar) für einige Wochen zusammenleben und sich spielerisch durch das Erlernen von Einzelschritten (konduktive Förderung mit Automatisierung) in die Verselbständigung eintrainieren.

Sensorische Integration (SI)

Wahrnehmung. Bezüglich der SI war es das Verdienst von Jean Ayres zu erkennen, dass viele Entwicklungsstörungen, seien es Störungen der Motorik, der Sprache oder des Verhaltens, auf Wahrnehmungsstörungen zurückgehen. Diese Störungen der Wahrnehmung erstrecken sich sowohl auf das Körperschema wie das Raumschema. Wie sollte ein Kind eine angepasste Motorik oder ein angepasstes Verhalten aufbauen können, wenn es den Körper und/oder den Raum nicht richtig wahrnehmen kann? Nicht aufeinander abstimmen kann?

Darum legte Ayres den Rehabilitationsschwerpunkt auf die Wahrnehmung, indem sie die Integration der Körperwahrnehmung mit der Raumwahrnehmung forderte, damit es dem Kind möglich werde, sich mit seinem Körper angepasst im Raum zurechtzufinden.

Das Gleichgewichtstraining. Überraschend entdeckte Ayres, dass vor allem das Gleichgewichtstraining den Aufbau sowohl des Körperschemas als auch des Raumschemas und die Abstimmung dieser beiden Schemata aufeinander sehr stark fördert, ja, dass der Gleichgewichtssinn eine generell fördernde Rolle sogar auf die Globalintegration des Integrators ausübt.

Und da bei dieser Globalintegration das Globalsystem mit den 17 Teilleistungssystemen bzw. Teilsystemen in ständiger Wechselwirkung steht (abgesehen vom 18. retikulären Einwegsystem), profitieren von der Förderung der Integration sowohl die Globalvermögen mit ihren geistigen Leistungen wie auch alle Teilvermögen.

Verbesserung der Lernfähigkeit. Diese globale Förderung bis hin zu einer präziseren Motorik dank besserem integrativen Aufbau von motorischen Mustern bedeutet, dass die Dendriten und Neurite der Neurone vermehrt aussprossen (Plastizität der Neurone). Da fast alle Neurone ein Gedächtnisvermögen besitzen, wird mit der SI auch die Lernfähigkeit der Neurone besser. Diese Förderung der Lernfähigkeit ist deshalb ein entscheidendes Ziel der Sensorischen Integration.

Sonderformen

Weil jede Therapie an die Grenze des Machbaren stößt, entwickeln sich ständig Sonderformen von Rehabilitationsmöglichkeiten mit speziellen Schwerpunkten, (z.B. die Mototherapie resp. die Therapie der Psychomotorik mit Schwerpunkt Sensomotorik) um sich letztlich doch wieder durch Ausweitung der Methodik einem übergeordneten Gesamtkonzept anzunähern. Gerade für die Störungen der verschiedenen Teilleistungen haben sich verschiedene Therapieprinzipien ausdifferenziert, z.B. für die Störungen des Sehens, des Hörens, der Sprache, der Schrift, des Verhaltens (Spieltherapie, Musiktherapie, Maltherapie) etc.

Therapieauswahl beim Mehrfachbehinderten

Bei Mehrfachbehinderten ist es günstiger, die therapeutischen Möglichkeiten der Störungshierarchie entsprechend hintereinander einzusetzen, allenfalls mit Wiederholungen, als die verschiedenen Therapien nebeneinander laufen zu lassen, weil das geschädigte Hirn rasch ermüdet und damit der Gefahr der Überforderung (Übertherapierung) ausgesetzt ist. Die Übertherapierung aktiviert Hemmneurone, die sofort zu einer reversiblen Blockierung des zerebralen Leistungsvermögens führen. Wie überall kommt es auf das richtige Maß an.

Der neurophysiologische Hintergrund der Störungen

Alle Störungen des Hirnes gehen auf eine Störung von Neuronenverbänden zurück, gleichgültig, ob es sich um Entwicklungsverzögerungen, Neuronenverluste oder Abblockungen durch Hemmneurone handelt, zumal abgeblockte Neurone über ein halbes Jahr hinaus zunehmend Synapsen verlieren und schließlich sogar abgebaut werden können. Es ist daher wichtig, die Neuronenverbände zu kennen und ihre Störungen frühzeitig zu entdecken.

Um das Studium der Neuronenverbände zu erleichtern sei vorausgeschickt, dass das Hirn aus drei großen Funktionskreisen besteht:
– aus einem afferenten (Sensorik)
– einem integrativen (Integration)
– und einem efferenten Kreis (Motorik).

Der *afferente Kreis* umfasst die Sinnessysteme. In diesen Systemen greifen die Sinnesorgane die ihnen adäquaten Sinnesdaten aus der Außen- oder Innenwelt auf und leiten sie zu ihren Analysesystemen des Großhirnes, wo Detektorneurone aus der Flut der anfallenden Sinnesdaten nur ganz bestimmte Musteranteile herausgreifen und auf diese Weise das Muster auseinandernehmen. In diesen Detektorneuronen gleicht das Nervensystem dem Immunsystem, das ebenfalls aus vielen Reizen nur ganz bestimmte Elemente herausgreift, weil es nur auf sie anspricht.

Der *integrative Kreis* besteht aus dem größten Neuronenkomplex, der Integrator heißt. Er besteht aus
– dem Globalsystem, das alle Hirnleistungen zur Einheitlichkeit im Ich zusammenbaut und geistig aktiv ist.
– 18 Teilsystemen, die Einzelaufgaben übernommen haben. Zu ihnen gehören die 7 Teilsysteme für die Wahrnehmung. Andere Teilsysteme verpacken Gedanken in Wörter, bauen Willensakte in Verhaltensmuster um oder vertiefen Empfundenes zum emotionalen und/oder zum musischen Erleben etc.

Der *efferente Kreis* schließlich umfasst die Systeme im Dienste der Motorik und der Energiebereitstellung durch das vegetative Nervensystem. Zu den motorischen Systemen gehören die mehr oder weniger eigenständige Reflexmotorik, die Extrapyramidalmotorik, das Kleinhirn und die Pyramidenbahn. Im erweiterten Sinn muss man auch das sensomotorische Teilsystem des Integrators hinzunehmen, das die Willensmuster des Globalsystems in motorische

Muster umsetzt und diese sogenannten Willkürmuster der Extrapyramidalmotorik, der Pyramidenbahn und, direkt aus dem Globalsystem, dem retikulären System für die Energiebereitstellung weitergibt.

Kreisschluss mit der Außenwelt. Zusammen mit der Umwelt als der vierten Größe bilden die drei Großhirn-Leistungsbereiche einen geschlossenen Kreis aus Umwelt–Sensorik–Integration–Motorik, der im Normalfall perfekt und abgestimmt funktioniert.

Kapitelfolge. Die ersten Leistungen des Kindes sind Wahrnehmungen (Sensorik) und Motorik. Daher wird zuerst auf die afferente Kontaktaufnahme mit der Außenwelt und ihre Störungen eingegangen (*Körperschema, Raumschema*), gefolgt von der *Motorik* als aktives Eingreifen des Körperschemas ins Raumschema. Das Zusammenbauen des Körper- und Raumschemas zur Außenwelt in der Innenwelt mit dem Einplanen des Eingreifens hingegen vollbringt der *Integrator*, der bald nach der Geburt in seinem Globalsystem, erweitert durch seine Teilsysteme (hier wird besonders das Teilsystem für *Kommunikation, Emotionen* und *musische Fähigkeiten* behandelt), geistig aktiv zu werden beginnt. Ihm sind 4 Kapitel gewidmet. Den Abschluss macht ein Kapitel über die Fähigkeit zu regenerieren, die als *Plastizität des Nervensystems* bezeichnet wird.

Das Körperschema

Das Körperschema, das zusammen mit dem Raumschema eine Leistung der Sensorik darstellt, baut sich aus den Leistungen der Nahsinne auf, die alle in direktem Kontakt mit ihren Auslösern stehen. Nahsinne sind
– die Somästhesie (Oberflächensinne, Hautsinne)
– die Kinästhesie (Tiefensinn bzw. Propriozeption + Gleichgewichtssinn)
– der Geschmackssinn.
Entsprechend gibt es im Rahmen des Körperschemas
– das Hautschema
– das Haltungs- und Bewegungsschema
– das Geschmacksschema.

Das Hautschema

Das Hautschema geht auf die Hautsinne (Somästhesie) zurück und stellt das komplexeste Schema dar, weil es auf verschiedenartigen Rezeptoren, die über die ganze Haut verteilt sind, basiert; es handelt sich durchwegs um freie Nervenendigungen, die zum Teil reizverstärkende Bindegewebshüllen haben oder um Haare als Hebelarme herum angelet sind. Sie schreiben nur ganz bestimmte mechanische Reize, die auf die Haut einwirken, in bioelektrische Signale um. Entsprechend gibt es die:
– Berührungs-, Druck-/Vibrations- und Thermorezeptoren
– Schmerzrezeptoren.
Daraus resultiert hauptsächlich:
– das Berührungsschema
– das Schmerzschema.

Das Berührungsschema
In das Berührungsschema fließen nicht nur Berührungs-, sondern auch Druck-/Vibrations- und Temperaturinformationen. Alle zusammen machen dieses Schema aus.

Die Rezeptoren (Abb. 1)
Während die *Berührungsrezeptoren* als freie Nervenendigungen oder mit kleinen bindegewebigen Verstärkerstrukturen an ihren Enden unmittelbar unter

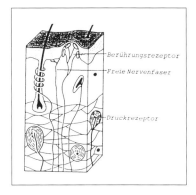

Abb. 1. Die Hautrezeptoren: freie Nervenfasern, z.T. mit verstärkenden Bindegewebshüllen oder Zwiebelschalenstrukturen an den Enden (Druck-/Vibrationsrezeptor), z.T. um Hebelarme (Haare) herum angelegt.

der Haut liegen und beim Abschürfen der Haut regeneriert werden, sind die *Druckrezeptoren* von einer zwiebelschalenartigen Hülle umgeben, die es ihnen ermöglicht, Vibrationen bis zu 800 Hertz hinauf zu registrieren. Das bedeutet, dass sie auch auf die Basstöne der Musik ansprechen, weshalb man diese tiefen Töne nicht nur hört, sondern auch als Vibration spürt. Jugendliche mögen dieses «Durchvibriertwerden» besonders gern, da es ein Ersatz für die weggefallenen Streicheleinheiten der Eltern sein kann. Für sie können die Bässe nicht laut genug erklingen. Die *Thermorezeptoren*, ebenfalls freie Nervenendigungen, registrieren die Molekularbewegungen (Brownsche Bewegungen): die Kaltrezeptoren die langsamen, die Warmrezeptoren die schnelleren. Bei Hitze reagieren beide zusammen und ergeben das Gefühl des Brennens.

Die Afferenzen (Abb. 2)

Die Rezeptoren übergeben ihre bioelektrischen Signale afferenten Neuronen im Rückenmark und Stammhirn, die sie zum Analysator im Großhirn weiterleiten. Es gibt zwei afferente Systeme:
– das direkte, schnelle, das aus nur 3 hintereinandergeschalteten Neuronenebenen besteht
– das phylogenetisch alte, unspezifische System aus ganzen Neuronenketten, das langsam arbeitet und zum retikulären System gehört.

Die Analyse

Die Neurone des Analysesystems sind vorwiegend Zellen, die aus der Fülle der eingehenden Afferenzen nur jene Detailinformationen herausgreifen, auf die sie genetisch programmiert sind. Wegen der Komplexität der einlaufenden Außenweltmuster gibt es mehrere verschiedenartige Detektorneurone:
– Ortsdetektoren, die nur auf jene Afferenzen reagieren, die aus einer bestimmten Körperregion kommen, z.B. aus der Großzehe. Diese Detektoren bilden den je zur Hälfte gegenüberliegenden Homunkulus (Abb. 2).

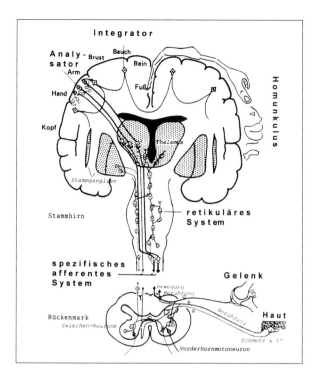

Abb. 2. Das spezifische (aus 3 Neuronenebenen hintereinander aufgebaute) und das unspezifische (retikuläre) afferente System mit dem Homunkulus als dem im somästhetischen und kinästhetischen Teilsystem zusammengebauten Körperschema.

– Qualitätsdetektoren greifen nur bestimmte Reizarten aus wiederum nur ganz bestimmten Rezeptoren auf. Zu ihnen gehören die Berührungs-, Druck-, Vibrations- oder Temperaturdetektoren.

– Intensitätsdetektoren sprechen ausschließlich auf die Reizintensität an. Wurden sie alle nur auf feine Reize programmiert, weil nie grobe eingelaufen sind (wie z.B. bei der Prinzessin auf der Erbse), bedeutet jeder kräftigere Reiz eine Übersteuerung, auf die mit Abwehrverhalten reagiert wird (z.B. taktile Abwehr).

– Ferner gibt es Reizrichtungs-, Reizintervalldetektoren usw.

Die Integration

Wahrnehmung. Aus der Fülle der zerlegten Musterdetails in den Detektoren werden vom Integrator als dem größten Neuronensystem jene Aktivitätsmuster herausgegriffen und zur Außenwelt in der Innenwelt zusammengebaut, die ihn interessieren. Dies ist nicht mehr eine Analyseleistung, sondern das Gegenteil, eine Integration, bewerkstelligt durch Kombinatorneurone im Wahrnehmungssystem des Integrators bzw. im somästhetischen Teilsystem für die Hautsinnwahrnehmung (Abb. 3). Besteht der Integrator doch einerseits aus dem Globalsystem und andererseits aus den Teilsystemen, darunter dem Wahrneh-

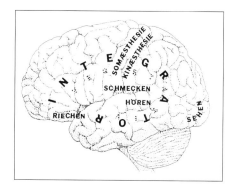

Abb. 3. Die 3 Wahrnehmungsareale für das Körperschema: Somästhesie (Hautsinn), Kinästhesie (Haltungs- und Bewegungssinn) und Schmecken sowie die 3 Wahrnehmungsareale für das Raumschema: Sehen, Hören, Geruch.

mungssystem für die Hautsinne. Diese Kombinatorneurone des Hautwahrnehmungssystems liegen zwar im gleichen Areal wie die Detektorneurone, aber in einer anderen Zellschicht (s. Abb. 23, S. 65). Das Abbild der Haut sieht allerdings verzerrt aus (Homunkulus, Abb. 2), weil die Rezeptordichte nicht überall gleich, sondern vor allem im Mund- und Handbereich groß ist. Entsprechend werden diese funktionell wichtigen Körperteile auch in den Detektoren und Kombinatoren hervorgehoben. Der Mensch ist ein Mund-Hand-, bzw. ein Sprech-Greif-Wesen.

Selektion. Der Umweg über die Analyse und den erneuten Zusammenbau im Integrator hat den Vorteil, dass nicht die ganze Außenwelt übernommen werden muss, sondern nur der wichtigste Teil davon. Dies ist ein Selektionsprinzip im Dienste der Ökonomie, das verhindern hilft, das Gedächtnisvermögen der Integratorneurone mit unbedeutenden Informationen zu überlasten.

Erkennen. Die im Wahrnehmungssystem zusammengebauten bioelektrischen Muster aus der Außenwelt werden mit den Gedächtnisinhalten der Kombinatorneurone im Wahrnehmungssystem verglichen. Finden sich gleichartige, schon früher einmal eingegangene Muster, wie z.B. Kitzeln, werden die eingegangenen Muster mit den engrammierten ergänzt ins Globalsystem des Integrators weitergegeben, wodurch das Globalsystem diese Muster als bereits bekannte Muster wiedererkennt und erlebt.

Zusammenspiel zwischen Körperschema und Globalsystem. Das beim Menschen geistig aktive Globalsystem wählt schon auf dem Niveau der Wahrnehmungssysteme aus den Analysesystemen aus, was es interessiert (Interessenschwelle). An dieser Auslese beteiligt sich aber auch das Sich-Konzentrieren auf Einzelheiten (Konzentrationsschwelle). Beide Schwellen zusammen machen die Übernahmeschwelle aus, die ein Abwärtsgeschehen darstellt, während das Übernehmen der angebotenen Wahrnehmungsmuster ein Aufwärtsgeschehen bedeutet, beides zusammen ein Zweiwegverfahren von Einwegsystemen nach folgender Formel:

$$GM = KW \times A_{+/-I} + R$$

GM = Globalmuster; KW = Körperschemawahrnehmung; A_{+I} = Übernahmeschwelle des Integrators (Globalsystem + Teilsystem); A_{-I} = Schwellenumkehr für den Aufruf von Erinnerungen; R = alle übrigen Globalsystemaktivitäten; $A_{+/-I}$ = Ansprechbarkeitsschwankung zwischen Übernahmebeschränkung (+I) und Erinnerungsaufruf (-I).

Schwellenumkehr. Wird die Übernahmeschwelle A_{+I} negativ, bedeutet dies, dass die Wahrnehmungserinnerung im Teilsystem globalintegrativ geweckt und damit erinnert wird (z.B. geweckte Erinnerung an ein erlebtes Sprudelbad oder an ein Sich-Verbrennen).

Entwicklung
Mundschema. Der Aufbau des Berührungs- und Bewegungsschemas für den Mund beginnt schon vor der Geburt, indem das Kind am Daumen lutscht. Dabei werden Oberflächen- und Tiefenafferenzen sowohl aus dem Daumen wie auch aus dem Mund – was wichtig für die ersten Lebenstage ist – ins somästhetische und kinästhetische Wahrnehmungssystem eingespeist, die beide zusammen das Mundschema ergeben. Dieses passt beim Säugling exakt auf die Brust der Mutter, so dass gleich nach der Geburt die Brustwarze mit den Lippen luftdicht umschlossen werden kann.

Das Mundschema war schon in der Phylogenese das älteste Körperschema; z.B. besitzen die Coelenterata (Hohltiere), eine der stammesgeschichtlich ältesten Tiergruppen, im Bereich des Mundfeldes (und an der Basis) ein besonders dichtes Nervennetz, was sich bei den Urmundtieren verdeutlicht.

Das Handschema. Ebenfalls schon vor der Geburt wird durch das Daumenlutschen das Daumenschema anprogrammiert. Zum Handschema ausgeweitet wird es aber erst nach der Geburt, indem der Säugling nach immer mehr Objekten in seiner Umgebung greift.

– Im 4. Monat gelingt das gezielte Greifen mit nur 1 Hand, wobei noch immer alles zum Mund geführt wird.

– Mit 5 Monaten greift der Säugling über die Mittellinie. Er wird jetzt förmlich zum «Greifkind».

– Mit 8 Monaten schließlich greift er mit Daumen und Zeigefinger (Pinzettengriff).

Das *taktile Fußschema* beginnt mit dem Spielen mit den Füßen ab dem 3. Lebensmonat.

Das *Rumpf-/Kopf-Schema* wird ebenfalls weiter ausgebaut, weniger durch das Kind selbst als vielmehr durch die Mutter, indem sie das Kind umarmt, küsst und häufig streichelt.

Störungen und Rehabilitation

Dysästhesie und Hypästhesie. Ein Ausfall der Oberflächensensibilität vom Rezeptor bis zum Kombinator des Wahrnehmungssystems führt zur veränderten (Dysästhesie), verminderten (Hypästhesie) oder sogar völlig ausgefallenen Oberflächenwahrnehmung (Anästhesie), und zwar je nach Lage der Läsion auf der gleichen oder gegenüberliegenden Seite.

Deprivation. Ein Mangel an taktilen Reizen durch die Eltern bedeutet Deprivation. Und Deprivation bringt immer eine Verzögerung der taktilen Körperschemaentwicklung mit sich. In dieser Situation müssen die entsprechenden Berührungsreize um so häufiger angeboten werden, je mehr das Kind aufholen muss.

Hirnschaden. Ein Überangebot an taktilen Reizen benötigt auch das Kind mit Hirnschaden. Es braucht vermehrt solche Reize, damit die geringere Zahl an Neuronen stärker gefördert wird als dies beim gesunden Kind mit normaler Neuronenzahl notwendig ist. Das erweist sich allerdings bei taktiler Abwehr als schwierig.

Bei der *taktilen Abwehr* werden (abgesehen bei Schmerzen) Berührungsreize bedrohlich und damit beängstigend erlebt (Ansprechen des emotionalen Teilsystems auf die taktilen Wahrnehmungsmuster in der Globalintegration), das Kind gerät in Panik, wenn die Berührungsreize nicht aufhören. Entsprechend muss das Kind mit Berührungsreizen vertraut gemacht werden, bis das emotionale Teilsystem nicht mehr mit Angstmustern reagiert. Eine einschleichende Gewöhnung an die Reize ist dabei sympathischer als eine massive, schockartige Umklammerung, die das Kind mit intensivsten Reizen überflutet, um damit die schwachen Reize zu verharmlosen bzw. zu entwerten (Ausnützen des Adaptationsvermögens).

In der *Rehabilitation* ist es der Phantasie der Therapeutin überlassen, die verschiedensten Möglichkeiten des Körperkontaktes einzusetzen. Sehr beliebt sind Wasserspiele, die das Körperschema sanft aufbauen (damit wurde schon im Fruchtwasser begonnen) oder das Sich-Anmalen, Sich-Einhüllen, Sich-abreiben- oder -kitzeln-Lassen, Sich-in-die-Hängematte- oder Sich-versteckend-unter-Decken-Kuscheln usw.

Das Schmerzschema

Die *Rezeptoren* dieses Schemas finden sich nicht nur in der Haut, sondern überall im Körper. Damit ist das Schmerzschema das allgemeingültigste Schema; es stellt ein Negativschema dar, weil es Abwehrverhalten auslösen muss. Erregt werden die Rezeptoren durch chemische Substanzen wie Prostaglandine, Substanz P oder Histamin, wenn der mechanische Reiz zerstörend stark wird. Es handelt sich also vorwiegend um Chemorezeptoren. Die Signale laufen über das spezifische, vor allem aber über das unspezifische afferente System (Abb. 2), um postzentral analysiert und ausnahmslos ins Globalsystem integriert zu werden.

Entwicklung. Bei der Geburt ist die Schmerzwahrnehmung – wie bei allen Nahsinnen – schon da, aber noch ganz unspezifisch entwickelt; es gibt lediglich Detektoren für die Intensität und die Qualität Schmerz und nur das Schreien als Reaktion darauf. Die Ortsdetektoren sind noch nicht differenziert, und die Motorik ist auch noch nicht zu einer gezielten Abwehr oder Flucht fähig.

Die *spezifische Schmerzwahrnehmung* erfolgt spät. Erst nach dem 3. Lebensjahr kann das Kind dank der voll entwickelten Ortsdetektoren angeben, wo es Schmerzen hat, und kann auch die Schmerzarten immer besser unterscheiden (Prellung, Schnittverletzung, Kolik, Zahnweh, Juckreiz). Entsprechend setzt es jetzt motorisch alles daran, die Schmerzen wieder loszuwerden. Es wehrt sich gegen den Auslöser und nimmt bei inneren Schmerzen eine antalgische Haltung ein. Bei Bauchweh rollt es sich ein, einen schmerzenden Arm schont es, bei Beinschmerzen hinkt es, oder es presst bei Kopfweh beide Hände gegen den Kopf. Das Schmerzschema ist ein wichtiges Schutzschema, ohne das wir höchst verletzungsgefährdet wären.

Moskowitz hat entdeckt, dass bei *Kopfschmerzen* die Schmerzrezeptoren nicht nur in der Lage sind, Schmerzreize in bioelektrische Signale umzuschreiben, sondern auch schmerzauslösende biogene Substanzen auszuscheiden, die eine örtliche Entzündung in der Gefäßwand zur Folge haben. Diese Entzündung reizt die benachbarten Schmerzfasern. Überdies läuft die Afferenz nicht nur aufwärts zum Zellkörper, sondern auch in die Seitenäste und wieder hinunter zu allen anderen Rezeptoren dieses Neurons, wo ebenfalls biogene Substanzen ausgeschüttet werden. Dadurch breiten sich die Kopfschmerzen schnell aus und hören erst wieder auf, wenn die Gegenregulation wirksam wird.

Zu den *Störungen* gehören die Übersteuerung und das äußerst seltene Fehlen dieses Schemas, hinter dem ein genetischer Programmfehler steckt. Die Schmerzrezeptoren werden hierbei nicht angelegt. Daher verletzen sich diese Kinder, ohne es zu merken.

Schmerzkrankheit. Chronische Schmerzen übersteuern das Schmerzsystem. Leider werden dadurch schwer ansprechbare, unspezifische Detektorneurone spontanaktiv, das Kind verspürt ständig Schmerzen, selbst wenn die Rezeptoren schweigen. Es ist «schmerzkrank» geworden. Überdies nehmen diese Detektoren sowohl Schmerz- wie Berührungsafferenzen auf, sind also polysensorisch, wodurch Berührungen allein schon schmerzhaft werden *(Konvergenzdysästhesie).* Dies kann zu einer der Ursachen für die taktile Abwehr werden.

Angst. Stets kommt zum Schmerzmuster Angst hinzu, weil die Schmerzmuster im Globalsystem sehr leicht von emotionalen Detektorneuronen ins emotionale Teilsystem kopiert werden. Das darauf antwortende Teilsystem bringt eine Angstkomponente ins Schmerzerleben des Globalsystems ein, was das Weinen des Kindes verstärkt und die Eltern noch mehr beunruhigt. Aus therapeutischer Sicht müssen daher vorerst sowohl das Kind wie die Eltern beruhigt werden.

Das Haltungs- und Bewegungsschema (motorisches Verhaltensschema)

Dieses Schema hat seine Rezeptoren nicht an der Körperoberfläche, sondern einerseits im Bindegewebe (Gelenkskapseln, Bänder, Sehnen, Faszien) und andererseits im Innenohr. Die Sinne hierfür sind der Gelenkssinn (heißt auch Tiefensinn bzw. Propriozeption) und der Gleichgewichtssinn, die beide zusammen die Kinästhesie ausmachen. Die Kinästhesie ist damit der Oberbegriff für
– Gelenkssinn (Tiefensinn, Propriozeption)
– Gleichgewichtssinn.

Nicht zu diesem Schema gehören die Muskel- und Sehnenspindeln, die ihre Signale nicht bis ins Großhirn schicken und damit keine Sinnesleistung hervorbringen.

Die Rezeptoren
Die Rezeptoren teilen sich in 2 Hautgruppen auf:
– Rezeptoren des Bindegewebes (Propriozeption)
– Rezeptoren des Gleichgewichts (vestibuläres System).

Für die *Propriozeption* finden sich überall im Bindegewebe freie Nervenendigungen, die auf Dehnungen und Dehnungsänderungen ansprechen. Sie geben vor allem die Stellung und Stellungsänderung der Gelenke und der Lippen, aber auch die aufgewendete Kraft wieder.

Für das *Gleichgewicht* der Erdanziehung gegenüber sind Rezeptoren im Innenohr verantwortlich. Man unterscheidet 2 Typen (Abb. 4):
– *Kalkplattenrezeptoren*, die die Stellung des Kopfes gegenüber der Erdanziehung signalisieren
– *Gallerthutrezeptoren* in den Bogengängen. Beim Menschen ist fast nur der horizontale Bogengang, der horizontale Drehbewegungen signalisiert, von

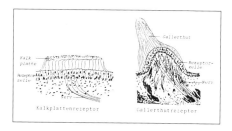

Abb. 4. Die beiden Gleichgewichtsrezeptortypen im Innenohr: der Kalkplatten- und der Gallerthutrezeptor.

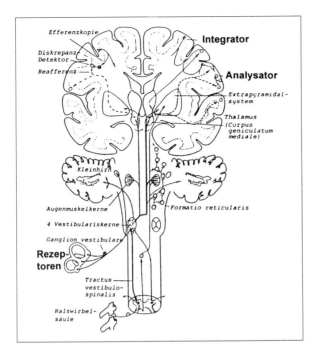

Labels in figure:
Efferenzkopie
Diskrepanz Detektor
Reafferenz
Integrator
Analysator
Extrapyramidal-system
Thalamus (Corpus geniculatum mediale)
Kleinhirn
Augenmuskelkerne
Formatio reticularis
4 Vestibulariskerne
Ganglion vestibulare
Rezeptoren
Tractus vestibulo-spinalis
Halswirbel-säule

Abb. 5. Die Gleichgewichts-organisation vom Rezeptor über die Vestibularis-Kern-gruppe und das Kleinhirn bis hinauf zum Analysator.

Bedeutung. Diesem horizontalen Bogengang wird im Stammhirn eine viel größere Bedeutung beigemessen als den beiden senkrechten in der Frontal- und Sagittalebene; jede Störung im Bogengangsystem führt zu horizontalem Schwindel.

Die Afferenzenverarbeitung

Sämtliche vom Kind ausgeführten Haltungen und Bewegungen werden von den Gelenks- (Abb. 2, s. S. 16) und Gleichgewichtsrezeptoren (Abb. 5) registriert. Die Muster der Gleichgewichtsrezeptoren gehen zu den Vestibulariskernen, die eng mit dem Kleinhirn zusammenarbeiten und die eigentliche Gleichgewichtszentrale darstellen. Gekreuzt zu beiden Großhirnhälften weitergeleitet, werden die Afferenzen der Propriozeption wie die des Gleichgewichtssystems vom kinästhetischen Analysator parietal beidseits auseinandergenommen und vom kinästhetischen Teilsystem des Integrators (Abb. 3, s. S. 17) wieder zusammengebaut, um im Globalsystem (globalintegrativ) als entsprechende vereinheitlichte Haltungs- und Bewegungsmuster (motorische Verhaltensmuster) wahrgenommen zu werden.

Haltungsmuster sind z.B. der Schrägsitz, das Stehen, das Kauern, das Sitzen, sogar das Liegen etc.

Bewegungsmuster sind das Robben, Krabbeln, der Spinnengang (Bärengang), das Gehen, Rennen, Klettern, Schwimmen etc.

Bedeutung für die Motorik

Die Kinästhesie hat 2 wichtige Bedeutungen für die Motorik:

– Wahrnehmen der Ausgangslage für den darauf abgestimmten Weiteraufbau der Motorik.

– Übernahme (Kopieren) des vereinheitlichten kinästhetischen Verhaltensmusters als einheitlichen Homunkulus aus dem Globalsystem in den einseitig (beim Rechtshänder linksseitig) ausdifferenzierten, rezeptiven sensomotorischen Teilsystemanteil (Rezeptivanteil der kortikalen Sensomotorik, s. S. 52), um hier ganzheitlich gespeichert und jederzeit als Verhaltensmuster wieder aufgerufen zu werden (Abb. 6).

Das *Wahrnehmen der Ausgangslage* ist für die Motorik deshalb wichtig, weil sie nur so ihre Verhaltensmuster der Situation angepasst weiterentwickeln kann. Ohne Kenntnis der Ausgangslage könnte die Motorik nicht funktionieren.

Depot der Verhaltensmuster. Die in den Rezeptivanteil des sensomotorischen Teilsystems kopierten kinästhetischen Verhaltensmuster werden hier als dynamischer Homunkulus gespeichert und dienen der Motorik als Depot, aus dem diese Muster (Verhaltenspläne) je nach Bedarf wieder aufgerufen werden können. Die Motorik muss die Haltungs- und Bewegungsmuster nicht immer neu erfinden, sondern greift auf die erinnerten Pläne zurück. Sie braucht sie lediglich noch globalintegrativ der momentanen Umweltsituation anzupassen.

Störungen

Wahrnehmungsstörung und Agnosie der Haltung und Bewegung. Störungen zwischen dem Rezeptor und den übernehmenden Kombinatorneuronen in den Integrator führen zur Wahrnehmungsstörung der Haltungen und Bewegungen (Dysästhesie bis Anästhesie für den Tiefensinn, Schwindel bei Gleichgewichts-

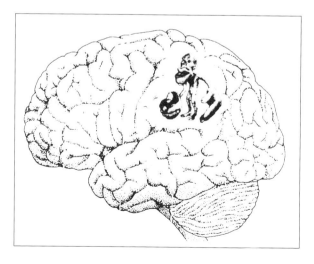

Abb. 6. Der einseitige dynamische Homunkulus des sensomotorischen Teilsystems zentro-parietal, beim Rechtshänder links.

störungen). Liegt die Störung lediglich im Gedächtnisvermögen der Kombinatorneurone des Wahrnehmungssystems, kann eine wiederholte Stellung oder Bewegung nicht mehr wiedererkannt werden. Es liegt eine Stereodysgnosie oder sogar eine Agnosie vor. Dies ist die leichteste Form einer Störung der Wahrnehmungssysteme. Fallen jedoch Kombinatorneurone aus, kommt zur Dysgnosie immer auch ein Wahrnehmungsausfall hinzu (Dysästhesie oder sogar Anästhesie für Gelenksstellungen und Stellungsänderungen).

Dyspraxie. Ist das kinästhetische Wahrnehmungsmuster im Globalsystem defekt, weil es defekt ins Globalsystem übergeben worden war, wird dieses Muster ebenso defekt im Rezeptivanteil des sensomtorischen Teilsystems abgelegt und entsprechend defekt wieder aufgerufen, wenn erneut dieselbe Bewegung (z.b. das Gehmuster) aufgebaut werden soll. Es resultiert daraus die rezeptive Dyspraxie.

Ebenfalls zur rezeptiven Dyspraxie kommt es, wenn dieser Rezeptivanteil der Sensomotorik geschädigt worden ist, sei es durch Ausfall von Neuronen, sei es durch ein vermindertes Speicherungsvermögen als die leichteste Störungsart (s. auch S. 59). In diesem letzteren Fall können die Kinder zwar z.B. das Radfahren lernen, können aber die entsprechenden Haltungs- und Bewegungsmuster (das Radfahrmuster) nicht speichern. Sie vergessen gleich wieder, was sie gelernt haben. Sie müssen alle neuen Verhaltensmuster wieder und wieder einüben, bis die Ungeschicklichkeiten, das Anecken und sogar Stürzen des Anfängers endlich überwunden sind.

Rehabilitation

Jean Ayres hat nachweisen können, dass das Trainieren des Gleichgewichtssinnes einen wichtigen Anstoß für das Hirn gibt, mit den Störungen des motorischen Verhaltens, aber auch mit den Störungen des ganzen Körperschemas und sogar aller anderen Leistungsvermögen des Hirnes fertig zu werden. Das Einspielen des Gleichgewichtes ist ein Unterfangen, an dem sich das ganze Hirn beteiligt, weil sich der Körper stets im Gravitationsfeld befindet und sich dagegen behaupten muss. Darum wird beim Üben des Gleichgewichtes das ganze Hirn gefordert und trainiert. Zum Einsatz kommen Schaukel, Schwebebalken, Hängematte, Trampolin, Hangeln am Seil etc., alles Dinge, an denen auch das gesunde Kind Gefallen findet, und dadurch sein Verhaltensschema ausbaut.

Generalisierungseffekt. Noch erstaunlicher ist, dass bei diesen Gleichgewichtsübungen auf der Schaukel, dem Trampolin, an der Stange, auf dem Kreisel, dem Fahrrad, im Wasser usw. ganz besonders jene Neuronenverbände trainiert werden, die geschädigt worden sind. Bei verminderter Hemmung mit entsprechend überschießender Erregung z.B. werden die Hemmneurone, bei verminderter Erregung mit überschießender Hemmung hingegen die erregenden

Neurone gefördert. Daher profitieren sowohl das erethische wie das antriebslose, apathische Kind. Und für alle verbessert sich gleichzeitig die Lernfähigkeit aller Neuronenverbände.

Das Geschmacksschema

Das gustatorische Zungenschema. Einen kleinen, aber nicht minder wichtigen Anteil am Körperschema liefert das gustatorische Zungenschema, das ebenfalls in direktem Kontakt mit dem Auslöser steht. Es muss hundertprozentig zuverlässig über die Essbarkeit entscheiden. Hat es sich für die Essbarkeit entschieden, wird der Geschmacksträger zermalmt und in seine chemischen Bausteine aufgelöst.

Die Rezeptoren
Die Geschmacksrezeptoren sind Chemorezeptoren in den Geschmacksknospen der Zunge (Abb. 7). Für den Geschmackssinn lassen sich 4 Grundempfindungen deutlich gegeneinander abgrenzen: süß, sauer, salzig, bitter. Außer diesen Grundqualitäten werden noch zwei Nebenqualitäten, alkalisch (sodig, seifig) und metallisch, unterschieden. Mit diesen 6 Geschmacksqualitäten kann keine große Vielfalt aufgebaut werden. Es kommt jedoch der Geruchssinn hinzu, der es erlaubt, ein feines Essen zur «Geschmackssinfonie» aufzuwerten.

Die Integration
Die über nur drei Neuronenebenen zum Großhirn geleiteten Zungeninformationen (Abb. 8) werden von den Geschmacksdetekorgruppen auseinandergenommen und von den Kombinatoren des Geschmackswahrnehmungssystems (integratives Teilsystem für das Schmecken, Abb. 3, s. S. 17) selektierend wieder zusammengebaut. Im Globalsystem fügen sie sich mit den Geruchsmustern aus dem Geruchssinn zu den feinen Aromamustern des Essens zusammen, die zusätzlich globalintegrativ musisch erlebt werden.

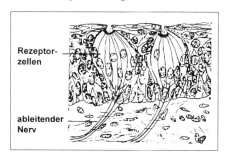

Rezeptor-zellen

ableitender Nerv

Abb. 7. Geschmacksrezeptoren in einer Geschmacksknospe der Zungenschleimhaut.

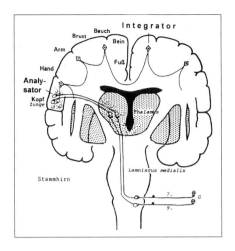

Abb. 8. Das afferente System für den Geschmack, aus 3 Neuronenebenen hintereinander aufgebaut, das erste Neuron im 7. und 9. Hirnnerv. G = Geschmacksknospen in der Zunge.

Bedeutung

Schutzschema. Im Rahmen des Körperschemas hat die Geschmackswahrnehmung einen schützenden Stellenwert den gefährlichen Reizen gegenüber, die ihm schaden oder ihn gar umbringen könnten. Verdorbene Speisen, giftige Beeren, stachelige, ungenießbare Früchte, heiße Gerichte usw. sind z.B. Dinge, die nicht verschluckt werden dürfen.

Genussschema. Hinzu kommt aber auch die Bedeutung der Geschmackswahrnehmung für den musischen Genuss eines feinen Gerichtes.

Störungen

Geschmacksstörungen sind äußerst selten; sie treten am ehesten auf, wenn die Geschmacksnerven durch ein schweres Trauma unterbrochen worden sind. In diesem Falle verliert die Nahrung ihren Geschmack, das Kind kann Genießbares nicht mehr von Ungenießbarem unterscheiden.

Geruchsstörungen. Viel häufiger fällt z.B. bei Katarrh der Geruchsanteil aus, so dass nur noch die Geschmacksgrundqualitäten unterschieden werden können. Das Aroma kann nicht mehr intensiv wahrgenommen werden. Für die Besserung der Geruchsstörung ist allerdings nur ein geringer Geruchsanteil nötig, um das Essen bereits wieder zur «Geschmackssinfonie» aufzuwerten, lange bevor die bewusste Geruchswahrnehmung wieder eingesetzt hat.

Rehabilitation

Wenn sich die Geschmackswahrnehmung nicht von selbst bessert, müssen andere Sinne wie der Seh-, Geruchs- und der Tastsinn für den ausgefallenen Geschmackssinn einspringen.

Zusammengebautes Körperschema

Im Globalsystem werden die verschiedenen Körpersinne zum ganzheitlichen Körperschema zusammengebaut, woran sich überdies das raum/körperorientierende Teilsystem beteiligt. Vom einseitigen Rezeptivanteil des sensomotorischen Teilsystems kopiert, wird das Körperschema zum einseitigen ganzheitlichen Homunkulus (Abb. 6), während sich der Homunkulus des Wahrnehmungsschemas je hälftig in beiden Hemisphären darstellt (Abb. 2, s. S. 16). Mit diesem sensomotorischen Teilsystem steht das Körperschema in besonders engem Kontakt (liefert die Ausgangslage und die Reafferenzen für die Verhaltenskontrolle).

Neglect. Bei Störungen des Raum/Körperorientierungs-Systems rechts kommt es zur Vernachlässigung des Körperschemas wie des visuellen Raumschemas links mit überwiegender Hemmung (über den Balken) z.B. der Berührungswahrnehmung links, wenn das Kind gleichzeitig rechts berührt wird (Auslöschphänomen).

Zusammenfassung

Das Körperschema wird über die Wahrnehmungssysteme der Nahsinne (Hautsinne, Gelenks- und Gleichgewichtssinn, Geschmackssinn) zum einheitlichen Erleben des Körpers in seiner Größe, Lage (vor allem der Schwerkraft gegenüber), Bewegung, aber auch bezüglich Temperatur, Schmerzeinwirkung und Geschmack zusammengebaut. Aus diesem Schema ruft die Motorik kinästhetisch eingespielte Bewegungsmuster ab, um sie globalintegrativ der momentanen Umweltsituation anzupassen und erneut auszudrücken. Störungen des Körperschemas haben schwere motorische Folgen (Dyspraxien).

Summary

The body scheme is composed of the senses of vicinity (senses of skin, proprioception, vestibular system, taste), thus enabling a unified experience of the body regarding its size, position (above all concerning gravity), movements, but also temperature, pain and taste. The motor system essentially depends on this scheme. Disturbances of the body scheme lead to dyspraxias.

....

Das Raumschema

Neben den Nahsinnen für das Körperschema gibt es Sinne, die auf Auslöser in der Ferne ansprechen. Es sind dies die Fernsinne, im besonderen
– der Sehsinn
– der Hörsinn
– der Geruchssinn.

Bei allen drei Sinnen wirkt der Auslöser nicht direkt auf den Rezeptor ein, sondern befindet sich weit entfernt vom Körper im dreidimensionalen Raum, so dass Boten nötig sind, die die Informationen über die Existenz des Auslösers mit sich bringen. Diese Boten sind das Licht, die Schallwellen und die Duftmoleküle.

Dank dieser Boten und den hierfür spezialisierten Sinnessystemen gibt es drei Sinnesräume:
– visueller Raum (Sehraum)
– akustischer Raum (Hörraum)
– olfaktorischer Raum (Geruchsraum).

Der visuelle Raum

Für den visuellen Raum alleine verantwortlich ist der Sehsinn. Bei der Geburt ist er noch nicht so weit entwickelt wie der Hör- und Geruchssinn. Beide Augen können noch nicht koordiniert einen Punkt im Raum fixieren und Farben nur schlecht oder überhaupt nicht wahrnehmen. Aber bereits nach etwa 6 Wochen sind diese Funktionen entwickelt.

Die Rezeptoren (Abb. 9)
Aufgegriffen werden die Lichtwellen von ursprünglichen Hirnzellen, die schon im ersten Schwangerschaftsmonat vom Hypothalamus des Hirnes aus unter die durchsichtig gebliebene Haut auswandern und nach der Geburt in der Retina als Zapfen und Stäbchen das Licht über die Aufspaltung von Sehpurpur in bioelektrische Signale umschreiben. Für das Tagessehen sind die Zapfen von entscheidender Bedeutung, die entweder auf hell-dunkel (Hellrezeptoren) oder auf nur eine von drei ganz bestimmten Wellenlängen (Rot-, Gelb- oder Blaulicht) spezialisiert sind (Farbzapfen: Rot-, Gelb- und Blauzapfen). Die Stäbchen hingegen sind die Rezeptoren des Dämmerungssehens mit der größten Empfindlichkeit im Blaulichtbereich.

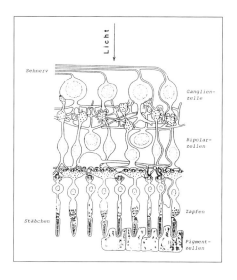

Abb. 9. Die Rezeptoren des Sehsinnes, die im hinteren Bereich der Retina in die Pigmentzellschicht ragen.

Das abbildende System

Den Rezeptoren vorgeschaltet ist ein kompliziertes abbildendes System, das hauptsächlich aus der lichtbrechenden Kornea und der anpassungsfähigen Linse besteht. Beide Strukturen sind Hautgebilde, die sich dort ausdifferenzieren, wo die anrückende Hirnwand mit der Haut in Kontakt tritt. Zudem buchten sich Haut und Hirnwand zur Halbkugel aus, um zur Kugel zu verschmelzen, was in vielen Fällen perfekt gelingt, in anderen weniger.

Die Analyse (Abb. 10)

Die Signalflut aus diesen Rezeptoren wird über das zur Hälfte kreuzende afferente System zum Analysator des Sehsystems (im Hinterhaupthirn, Abb. 3, s. S. 17) gebracht. Die Analyse beginnt aber schon in der Retina, wo bereits die ersten Detektorneurone (die Ganglienzellen) auf nur bestimmte Rezeptormuster ansprechen. Hauptsächlich erfolgt die Analyse auf Niveau des Thalamus und schließlich des okzipitalen Analysators. Diese Detektorneurone werden schon ab der Geburt, vor allem aber im dritten Lebensmonat einprogrammiert, so dass zu diesem Zeitpunkt förmlich vom «Sehkind» gesprochen werden kann. Die wichtigsten sich ausdifferenzierenden Detektorneurone sind:
– die Strukturdetektoren
– die Raumtiefendetektoren
– die Farbdetektoren
– die Bewegungsdetektoren.

Die *Strukturdetektoren* sprechen nur auf ganz bestimmte Strukturelemente an. Sie sind daher äußerst vielfältig. Die einen übernehmen nur horizontale Linien, andere nur senkrechte oder schräge, ferner Ecken, Bogensegmente, Kreise

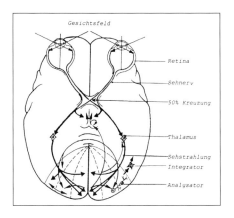

Gesichtsfeld
Retina
Sehnerv
50% Kreuzung
Thalamus
Sehstrahlung
Integrator
Analysator

Abb. 10. Der Sehsinn von der Retina bis zum Wahrnehmungssystem des Integrators.

oder Punkte. Somit kann man horizontale, senkrechte oder schräge Strichdetektoren, Eckdetektoren, Bogensegment-, Kreis-, Punktdetektoren usw. unterscheiden.

Die *Tiefenwahrnehmung* (Abb.11). Die Tiefendetektoren, ausschließlich im Okzipitalhirn lokalisiert, fassen Rezeptorinformationen aus beiden Augen zusammen, und zwar aus stets symmetrisch angeordneten Rezeptorgruppen an derselben Retinastelle, bezogen auf die Fovea, die den Ort des schärfsten Sehens darstellt. Alle Gegenstände des Raumes, die sich in beiden Augen auf Rezeptorgruppen abbilden, die außerhalb der Fovea liegen, werden von Detektorneuronen übernommen, die mitteilen, dass diese Gegenstände näher als der fixierte Gegenstand liegen. Je weiter draußen die Rezeptoren ansprechen, um so näher liegt der entsprechende Gegenstand. Dagegen liegen Gegenstände, die sich weiter innen, medialseits der Fovea abbilden, weiter weg als das fixierte Objekt. Je weiter innen die Abbildung erfolgt, um so weiter entfernt ist der Gegenstand. Dadurch wird die Tiefe von unendlich bis unmittelbar vor der Nasenwurzel ausgelotet. Ein einfaches, geniales Prinzip, das dazu dient, das zweidimensionale Bild aus dem Auge in den dreidimensionalen Raum der Außenwelt, ins visuelle Raumschema also, umzubauen.

Die *Farbdetektoren* sind ebenso vielfältig wie die Strukturdetektoren, zumal für den einzelnen Rezeptortyp nicht nur 1 Farbdetektor existiert (in diesem Falle gäbe es nur 3 Typen), sondern viele Detektoren, die auf verschiedene Rezeptorkombinationen ansprechen und die zusammen eine ganze Farbpalette ausmachen, die sich zum Farbkreis schließt. So übernehmen die Gründetektoren ihre Information aus den Gelb- und Blaurezeptoren usw. Entsprechend gibt es auch Orange-, Violett-, Braundetektoren und sogar Weißdetektoren (übernehmen die Informationen aus allen 3 Rezeptortypen gleich stark ausgeprägt). Schwarz hingegen bedeutet, dass kein Licht da ist bzw. keines reflektiert wird.

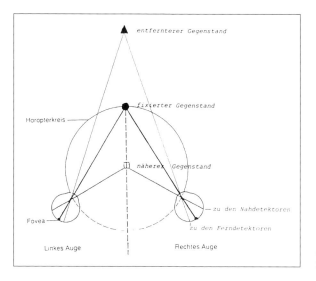

Abb. 11. Die visuelle Tiefenwahrnehmung.

Die *Bewegungsdetektoren* sprechen auf alle sich bewegenden und bewegten
Objekte im Gesichtsfeld an, sogar auf das Sich-Bewegen des Gesichtsfeldes
durch die Augenbewegungen, was dann aber über die Kopie des motorischen
Augenbewegungsmusters in der Globalintegration (Efferenzkopie) gelöscht
wird. Die Informationen dieser Detektoren werden globalintegrativ so stark
gewichtet, dass wir unsere ganze Aufmerksamkeit automatisch auf alles Bewegte ausrichten, zumal das Bewegte in der Umwelt für uns gefährlich werden
kann.

Intensitätsdetektoren schließlich greifen die Helligkeitsintensität und damit
auch die Intensität der Farben heraus, wobei Diskrepanzdetektoren entscheiden,
wie hell ein Gegenstand relativ zur Belichtungshelligkeit aussieht (im Dämmer-
licht sind helle Gegenstände weniger hell als bei Sonneneinstrahlung).

Die Integration (Abb. 10)

Die Kombinatorneurone des Integrators im Analysatorbereich im Okzipitalhirn (allerdings in anderer Zellschicht, s. Abb. 23, S. 65) wählen die für sie
interessanten Detektormuster aus und bauen sie zur gesehenen Außenwelt in
der Innenwelt zusammen. Der Sehraum wird so wieder als Struktur und Farbe,
als dreidimensional und bewegt im visuellen Wahrnehmungssystem (ein integratives Teilsystem) abgebildet und ans Globalsystem des Integrators (in nochmals
anderer Zellschicht) weitergegeben, wo es mit allen anderen Sinneseingängen
zur Außenwelt in der Innenwelt zusammengebaut und wahrgenommen wird.

Für die *Bildumkehr* sind spezielle Integratorneurone einprogrammiert worden, die das seitenverkehrte und auf dem Kopf stehende Rezeptorbild als auf-

recht und seitenkorrekt erleben lassen. Wird das Bild durch eine spezielle Brille umgedreht, steht die Welt kopf, woran sich aber junge Leute mit ihrem Körperschema innerhalb von wenigen Wochen gewöhnen (durch Weglassen der Brille ist wieder fast ebenso langes Umgewöhnen nötig). Sind diese Detektorneurone noch unreif, haben die Kinder Schwierigkeiten mit der Präzision der Bildumkehr. Vor allem bei ähnlichen Buchstaben wie b/d oder p/b usw. schreiben sie die Buchstaben verkehrt und verwechseln sie.

Wahrgenommen wird die gesehene Außenwelt im Globalsystem, nachdem diesem die Kombinatorneurone des integrativen Wahrnehmungsteilsystems die aufgegriffene Außenwelt weitergegeben haben. Sind schon einmal gleiche Außenwelteindrücke eingelaufen und im Speichervermögen der Kombinatorneurone aufgenommen worden, wird das Wahrgenommene mit den Erinnerungen ergänzt ins Globalsystem weitergeleitet, wo es als schon früher gesehene Außenwelt wiedererkannt wird. Der so wahrgenommene und wiedererkannte Raum ist äußerst präzise und erlaubt schnelle, zielgerichtete Eingriffe ins Raumschema, wie wir sie im Alltagsleben gewohnt sind und wie sie die Ballkünstler, Zauberer etc. zu unglaublicher Perfektion gebracht haben.

Auf dieser Stufe werden die Wahrnehmungsmuster im Globalsystem überdies von den Teilsystemen übernommen und bereichert. Und schließlich baut das Globalsystem die Sehwahrnehmungsmuster mit den akustischen und gustatorischen Mustern zum ganzheitlichen Raumschema zusammen.

Mathematisch gilt für die Raumwahrnehmung die gleiche Formel wie für die Körperwahrnehmung (S. 18):

$$GM = RW \times A_{+/-I} + R$$

Die *Schwellenumkehr* (A_{-I}) bedeutet hier, dass ein früher wahrgenommenes (gesehenes, gehörtes oder gerochenes) Raumschema in Erinnerung gerufen wird.

Die *Augenmotorik* sorgt dafür, dass das Gesichtsfeld zum Blickfeld ausgeweitet wird, während die Körpermotorik das Blickfeld zum kompletten Raumfeld rund um die Körperachse macht. Dass bei all diesen Bewegungen der Augen wie des Rumpfes das Raumschema als ruhig, nicht bewegt erkannt wird, geht darauf zurück, dass die Kopie des Bewegungsmusters im Globalsystem gegen das bewegt gesehene Raumschema ausgespielt wird, so dass der aktiv über die Motorik erzeugte Bewegungseindruck weggehemmt (gelöscht) wird.

Entwicklung des visuellen Raumschemas
Der Säugling in Rückenlage sieht das Raumschema über sich als gleichsam himmlisches Schema, in das immer wieder die Mutter wie eine lebensspendende Sonne auftaucht. In Bauchlage mit dem Kopf seitwärts ist der Sehraum wesentlich eingeschränkter. Der Tragling dagegen sieht die Umwelt aus der spä-

ter üblichen Perspektive. Allerdings geht auch er im Krabbelstadium nochmals in die Froschperspektive. Aber dann, beim Aufstehen, wird das Raumschema definitiv zur aufrechten Halbkugel, in die das Kind mit zunehmendem Stehvermögen und zunehmender Körpergröße immer mehr hineinwächst.

Störungen

Störungen des abbildenden Systems. Am häufigsten finden sich Störungen im Bereiche des abbildenden Systems (Kornea, Linse). Die Brechkraft ist zu schwach (weitsichtig), zu stark (kurzsichtig) oder nicht in allen Richtungen gleich (Astigmatismus). Auch kann es zu Linsentrübungen, Glaskörpertrübungen oder anderen Störungen kommen.

Wahrnehmungsstörungen. Ausfälle des Sehsinnes vom Rezeptor aufwärts bis zum Wahrnehmungssystem des Integrators führen zu Gesichtsfeldausfällen (z.B. Hemianopsie), eventuell sogar zum Erblinden. Fallen lediglich Farbrezeptoren aus, resultiert die Farbenblindheit (rot/grün, selten blau/gelb oder alle Farben). Bei Farbdetektorausfällen kann es ebenfalls zu Farbausfällen, jedoch zu verschiedenartigen wie Violett-, Braunausfall etc. kommen.

Auch gibt es auf Detektor- oder Kombinatorebene Ausfälle des Kontrastsehens, Struktursehens oder der Tiefenschärfe. Im letzteren Fall fehlt die dritte Dimension, so dass das Kind den Raum nicht ausloten kann und z.B. Stufenabstände nicht richtig einschätzt. Beim visuellen Raumschemaneglect wird sogar eine ganze Raumhälfte (zumeist links) visuell zugunsten der anderen Seite nicht realisiert (Auslöschphänomen von der anderen Seite her), weil hier das Raum/Körperorientierungs-Teilsystem mitgeschädigt ist. Bei der Störung der Gestaltwahrnehmung ergeben die Teile kein Ganzes mehr, weil die Leistungen der verschiedenen Strukturdetektoren von den Kombinatoren nicht mehr richtig zusammengebaut werden können.

Agnosie. Ist das Erinnerungsvermögen des Sehwahrnehmungssystems gestört, kann das Wahrgenommene nicht mehr erkannt werden. Gegenstände wie z.B. ein Schlüssel werden zum Rätsel, als würden sie zum erstenmal gesehen. Das Kind weiß nicht mehr, was es damit anfangen soll. Es handelt sich um eine Objektdysgnosie, schlimmstenfalls um eine Agnosie.

Andere Agnosien beziehen sich auf Texte (Alexie), Zeichnungen, Uhrzeiger (Uhrzeiger-Agnosie), eine Raumhälfte (Raumschema-Agnosie) oder auf Gesichter (Prosop-Agnosie) etc., je nachdem, wie selektiv das Gedächtnisvermögen der Kombinatorneurone im Wahrnehmungssystem gestört ist.

Bei Störungen des Wahrnehmungssystems als Teilsystem des Integrators ist es stets das Gedächtnisvermögen, das zuerst ausfällt. Fallen auch Neurone aus, kommt es überdies zur Wahrnehmungsverminderung, schlimmstenfalls zum kortikalen Erblinden.

Störungen der Augenmuskeln haben Schielen zur Folge.

Rehabilitation
Störungen des abbildenden Systems werden mit der Brille korrigiert, während für die Augenmotorik spezielle, z.T. operative Möglichkeiten zum Einsatz kommen. Bei Rezeptorausfällen ist es wichtig, das residuelle Rezeptorvermögen so gut wie möglich aufzutrainieren, da hier, anders als beim Gehör, noch kein Rezeptorersatz eingebaut werden kann. Die ausgefallenen Leistungsvermögen müssen gezielt in die Übungsspiele eingebaut werden, und die anderen Sinne müssen mithelfen, das verarmte visuelle Raumschema z.B. mit dem «Schrittzahlgefühl» des Körperschemas oder mit der Tiefenwahrnehmung des akustischen Raumschemas zu ergänzen.

Der akustische Raum

Der akustische Raum wird ebenso raffiniert ausgelotet wie der visuelle, auch dreidimensional, und zwar schon auf der Stufe der Afferenzen.

Die Rezeptoren (Abb. 12)
Die Gehörrezeptoren waren ursprünglich Epithelzellen, die auf der schwingfähigen Membran der Gerhörschnecke im Felsenbein sitzen. Sie bilden die Reihen der inneren Haarzellen, die achsennahe von der Schneckenbasis bis zur Spitze reichen. Je nach Tonhöhe werden verschiedene Haarzellgruppen miteinander aktiv, bei hohen Tönen vor allem die Rezeptoren der Schneckenbasis, bei tiefen vor allem die Rezeptoren an der Schneckenspitze (Wanderwellentheorie mit je nach Tonhöhe einem anderen Amplitudenmaximum auf der schwingenden Basalmembran).

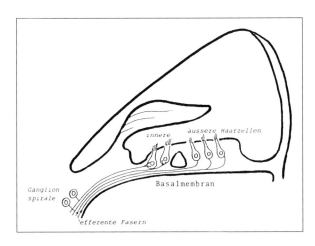

Abb. 12. Die Gehörrezeptoren (innere Haarzellen) in der Gehörschnecke auf der schwingenden Basalmembran.

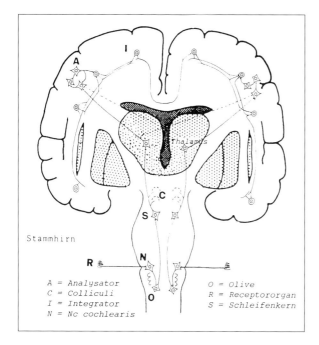

A = Analysator
C = Colliculi
I = Integrator
N = Nc cochlearis

O = Olive
R = Receptororgan
S = Schleifenkern

Stammhirn

Abb. 13. Das afferente System von der Schnecke bis zum Integrator.

Die Schallwelle ist eine mechanische Schwingung, die durch das Trommelfell verstärkt oder aber, wenn der Schall zu intensiv wird, durch reflektorisches Verspannen des Trommelfells abgedämpft wird. Über die Gehörknöchelchen ins Innenohr übertragen ziehen diese Wellen in der Endolymphe über die Fortsätze der Haarzellen hinweg, wodurch diese die mechanischen Schwingungen in bioelektrische Signale umschreiben.

Das ableitende Neuron in der Schneckenachse (Ganglion spirale) greift mit dem distalen Fortsatz das bioelektrische Signal der Rezeptorzelle ab und leitet es im proximalen Fortsatz ins Stammhirn zum zweiten Neuron im Nucleus cochlearis.

Die Afferenzenkette (Abb. 13)

Das zweite Neuron gibt die Signale nicht etwa nur hirnwärts weiter wie bei allen anderen Sinnen, sondern vorwiegend abwärts zu den Olivenkernen, wo bereits die rechte Seite mit der linken verglichen wird.

Richtungsdetektoren. Im Olivenkernbereich befinden sich Neurone, die die Eingänge aus beiden Ohren miteinander vergleichen. Kommen die Eingänge desselben Lautes nicht gleichzeitig miteinander an, sondern z.B. links etwas später als rechts, feuern diese Diskrepanzdetektoren. Je weiter diese beiden Eingänge auseinanderfallen, um so seitlicher liegt die Quelle. Umgekehrt rücken die

Eingänge um so mehr zusammen, je näher sich die Schallquelle zur Mittellinie zwischen den Ohren hin bewegt. Die Schallquelle wird damit im Raum geortet, wobei für das Erkennen von vorn und hinten die Lautverdoppelung durch die Ohrmuschel eine wesentliche Rolle spielt.

Distanzdetektoren. Zur Entfernungsortung wird eine einfache physikalische Eigenschaft der Laute herangezogen. Jeder Laut in der Natur besteht aus einem Grundton und seinen Obertönen, wobei die Obertöne eine höhere Frequenz haben und damit schneller sind als der Grundton. Entsprechend gelangen die Obertöne zuerst zu den Rezeptoren. Das nützen die Distanzdetektoren im Olivenkernbereich aus, indem sie dann ansprechen, wenn die Obertöne nicht gleichzeitig mit dem Grundton eintreffen. Je weiter diese beiden Tonarten auseinanderfallen, um so stärken feuern die Diskrepanzneurone, um so weiter weg muss die Schallquelle liegen. Lediglich unmittelbar vor dem Ohr ausgesendet, treffen Grundton und Obertöne praktisch gleichzeitig ein. Die Diskrepanzdetektoren schweigen. So entsteht die Tiefendimension des akustischen Raumes.

Im Tierreich wurde dieses Raumorientierungsprinzip zu höchster Präzision entwickelt. Fledermäuse können damit fliegend Beute fangen. Andererseits gibt es Spezialisten, die diese Entfernungsortung zur Täuschung nutzen. Der Kuckuck erzeugt bei seinem Ruf bereits verschobene Laute, so dass er von weit her zu rufen scheint, in Wirklichkeit aber ganz nahe ist.

Hörreflexe. Viele Kopien des afferenten Musters gehen an Reflexneurone, so die wichtigsten
– zum Colliculus inferior für die Steuerung der Hörempfindlichkeit. Dank dieser Kopie können die Leitfähigkeit der Gehörsknöchelchenkette und die Verspannung des Trommelfells der Lautstärke angepasst werden (z.B. Abprallen der Schallwelle am verspannten Trommelfell).
– zum Colliculus superior für die Augenmuskelsteuerung, so dass sich die Augen sofort zur bereits im Olivenkernbereich berechneten Schallquelle hinwenden können. Die Augen wollen sehen, was das Ohr hört. Darum ist es z.B. derart störend, in einem Konzert hinter einer Säule zu sitzen.

Die Analyse

Im Analysator (Abb. 3, S. 17) wird der ganze akustische Zustrom von beiden Ohren in je beide Hirnhälften (aber gekreuzt überwiegend und gleichzeitig gehemmt) durch Detektorneurone auseinandergenommen. Diese Detektorneurone sind darauf programmiert, nur auf isolierte akustische Details anzusprechen, z.B. nur auf bestimmte Töne (Ton- und Vokaldetektoren), Geräusche (Geräusch- und Konsonantendetektoren), Obertöne (Klangfarbendetektoren), Akkorde (Akkorddetektoren), auf- oder absteigende Frequenzen, Wiederholungen, auf die Dauer, die Intervalle etc.

Die Integration

Was die Analyse zerlegt, baut der Integrator im Ausleseverfahren zusammen. Dies wird vorerst durch Kombinatorneurone des integrativen Wahrnehmungssystems, das ein Teilsystem des Integrators ist, bewerkstelligt. Ins Globalsystem weitergegeben, erklingt die akustische Außenwelt in der Innenwelt (Hörraum) stets etwas weniger reichhaltig als in Wirklichkeit. Das Gedächtnisvermögen dieser Kombinatorneurone wiederum erlaubt das Ergänzen des afferenten Musters mit den Gedächtnismustern, wonach die Globalintegration Gehörtes wiedererkennt.

Das akustische Raumschema im Globalsystem wird überdies von anderen Teilsystemen übernommen und ergänzt, sowie globalintegrativ zum einheitlichen visuell-akustisch-olfaktorischen Raumschema in der Innenwelt zusammengebaut.

Sprache hören. Ein wichtiges Teilsystem, das akustische Informationen aus dem Globalsystem herauskopiert, ist das Teilsystem für die Sprache. Es übernimmt erworbenerweise nur Sprachlaute und verbindet sie mit den Gedächtnisinhalten, wonach diese durch Engramme ergänzten Muster ins Globalsystem zurückgegeben und dort erkannt werden. Wir verstehen das Gehörte. Sind keine Gedächtnisinhalte da, z.B. bei unbekannten Fremdsprachen, werden zwar Sprachlaute als Sprache wahrgenommen, aber nicht verstanden.

Musik hören. Ein weiteres wichtiges Teilsystem ist das akustisch-musische Teilsystem, das Tonfolgen aus dem Globalsystem herauskopiert und musisch ausbaut. Durch die Beteiligung dieses Teilsystems an der globalintegrativen Gestaltung werden bestimmte Tonfolgen, Melodien also, musisch vertieft erlebt.

Motorisch muss der Schallraum nicht wie beim visuellen Raum durch Sich-Drehen ausgelotet werden, sondern er wird stets und unverzüglich als ganzheitlicher Raum erfasst. Wohl aber kann man sich auf Schallquellen speziell konzentrieren, indem man sich ihnen zuwendet.

Störungen

Rezeptorausfälle sind die häufigsten Störungsursachen des Hörens. Oft sind Neugeborene mit gestörtem Gehör so ausgeprägt schwerhörig, dass sie von der Umwelt fast keine Laute wahrnehmen. Entsprechend sind sie nicht in der Lage, ein akustisches Raumschema aufzubauen. Zum Glück besteht die technische Möglichkeit, die vorhandenen Nervenfasern dennoch mit Signalen zu beliefern, die ihnen ein PC über die implantierten Cochlea-Elektroden vermittelt. Es handelt sich hierbei um eine beeindruckende technische Substitution; leider gibt es für die anderen Sinne keine vergleichbaren Lösungen.

Afferenzenausfälle in der langen Afferenzenkette vom 1. Neuron bis zum Analysator hinauf sind zum Glück viel seltener. Sie kommen fast nur beim mehrfach behinderten Kind vor und benötigen ein besonders intensives Hörtraining. Auch hier wird experimentell versucht, ein Implantat auf Stammhirnebene einzusetzen.

Wahrnehmungsstörung. Defekte vom Rezeptor bis hinauf zum Wahrnehmungssystem, das die analysierten Afferenzen wieder zusammenbaut, führen zu einem erschwerten, eingeschränkten Wahrnehmen von Gehörtem, seien es Geräusche, Klänge, Gesang oder Gesprochenes.

Agnosie. Kann das akustische Wahrnehmungssystem des Integrators das Wahrnehmungsmuster nicht mehr mit früher Gehörtem zusammenbringen, weil das Gedächtnisvermögen ausgefallen ist, wird das globalintegrativ Wahrgenommene nicht wiedererkannt. Es liegt eine akustische Dysgnosie, schlimmstenfalls eine Agnosie vor. Die Laute der Außenwelt, unter ihnen auch die Sprachlaute, können nicht mehr erkannt werden. Um so schwieriger wird das Sprechenlernen. Fallen die Kombinatorneurone nicht nur bezüglich des Gedächtnisvermögens, sondern auch des Übernehmens und Zusammenbauens aus, kommt es überdies zur Wahrnehmungsverminderung, schlimmstenfalls zur kortikalen Taubheit.

Rehabilitation

Entscheidend für die Rehabilitation ist, dass die Störungen des Gehörs so früh wie möglich entdeckt und sofort behandelt werden, wenn möglich schon ab dem 2. Lebensmonat. Das Kind bekommt ein Hörgerät angepasst. Die Mutter muss jetzt dem Kind besonders viele Laute anbieten, weil es sowieso nur einen Teil davon hört um so besser lernen kann, je mehr akustische Signale es angeboten bekommt. Auch wird bei Bedarf das Cochlea-Implantat im oder schon vor dem 2. Lebensjahr eingesetzt, um das akustische Raumschema erobern zu können.

Fördernd ist auch die Musiktherapie, aus der die Sprache ihren Rhythmus und ihre Melodik schöpfen kann.

Der Geruchsraum

Im Vergleich zu den Geruchskünstlern in der Tierwelt (z.B. Hunde, Urwaldgeier, Schmetterlinge, Lachse) hat der olfaktorische Raum beim Menschen massiv an Bedeutung verloren. Um so mehr sollte er im Alltagsleben gepflegt werden, da feine Düfte entspannend wirken, das Wohlbefinden steigern und sogar musisch erlebbar sind. Für viele Menschen hat der Geruchssinn nur noch Schutzfunktion (z.B. Wahrnehmen von Rauch). Im täglichen Leben sind sie schon zufrieden, wenn «es nicht stinkt».

Die Rezeptoren (Abb. 14)

Wie beim Sehsinn sind es beim Geruchssinn Nervenzellkörperchen, die mit den herangetragenen Duftmolekülen eine kurze chemische Verbindung eingehen. Dieser chemische Kontakt wird in bioelektrische Signale umgeschrieben. Der Geruchssinn ist also ein chemischer Sinn. Die Geruchssinnrezeptoren sind überdies die einzigen Hirnzellen, die sich an der Körperoberfläche bzw. am Nasendach befinden und nur in reiner Luft einwandfrei arbeiten können.

Die Afferenzen (Abb. 15)

Der Rezeptor als erstes Neuron gibt seine Informationen durch das Siebbein zum Riechkolben oberhalb der Schädelbasis weiter. Dieser Durchtritt feinster Nervenfasern durch das Siebbein hat seine Tücken. Beim Aufprall des Kopfes können die Fasern zerreissen, womit der Geruchssinn und mit ihm der Geruchsraum für immer verloren gehen. Auch gibt es manchmal Grippeviren, die die Rezeptorzellen zerstören.

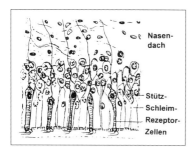

Abb. 14. Die hängenden Geruchsrezeptoren am Nasendach.

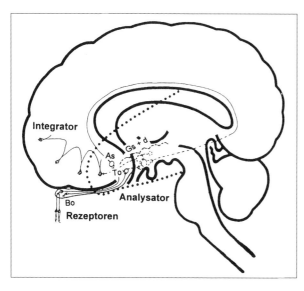

Abb. 15. Das afferente Geruchssystem fronto-temporo-basal. As = Area subcallosa; Bo = Bulbus olfactorius; Gd = Gyrus dentatus; Gs = Gyrus semilunaris; To = Trigonum olfactorium.

Das zweite Neuron übernimmt Informationen aus vielen Rezeptorneuronen und leitet sie zum Analysator im Stirn- und Schläfenhirn weiter. Im Gegensatz zu allen anderen Sinnen läuft der Geruchssinn nicht durch den Thalamus (keine Regel ohne Ausnahme).

Die Analyse
Im Analysator (Abb. 3, s. S. 17) finden sich verschiedenartig einprogrammierte Detektorneurone, die aus der Reizfülle die ihnen zuständigen Detailmuster herausgreifen, wodurch es zu einer enormen Abstufung von verschiedensten Duftqualitäten kommt (man kennt Qualitätsdetektoren für über 20 000 verschiede Duftarten). Andere Detektoren übernehmen die Intensitätsinformation etc.

Die Integration
In demselben Areal, aber in einer anderen Zellschicht bauen die Kombinatorneurone des integrativen Wahrnehmungssystems «auswählend» verschiedene Detektoraktivitäten zusammen und geben das Muster daraus dem Globalsystem weiter, wodurch die Duftaußenwelt in die Duftinnenwelt aufgenommen wird. Es entsteht eine ganze «Duftsinfonie». Durch den Gedächtnisvergleich im Wahrnehmungssystem und die Weitergabe ans Globalsystem werden schon früher einmal wahrgenommene Düfte als wieder die gleichen erkannt. Auch kann jetzt globalintegrativ über die Duftortung durch das Absuchen der Duftachse (größte Duftintensität) den Düften motorisch nachgegangen werden. Besonders die Urwaldgeier Südamerikas sind hierin Meister. Sie orten in großer Höhe Duftmoleküle, die sie mit ansteigender Intensität immer enger umkreisen, bis sie das für uns stinkende Aas unterhalb der Bäume, manchmal sogar unter dem Laub finden: eine Glanzleistung des Geruchssinnes.

Das Zusammenspiel über die Globalintegration mit dem Geschmackssinn ist äußerst eng (bevorzugte globalintegrative Verschmelzung dieser beiden Sinnesmuster) und hat zur Folge, dass die 6 einfachen Geschmacksqualitäten gewaltig bereichert werden. Das Essen wird zum globalintegrativen musischen Erleben (keine Verstärkung durch ein musisches Teilsystem).

Auch spricht das emotionale Teilsystem dank vieler emotionaler Detektorneurone auf feine globalintegrierte Geruchsmuster an, selbst wenn diese Düfte nur unterschwellig vorhanden sind und noch gar nicht bewusst wahrgenommen werden. Auf die Stimmung nehmen sie dennoch bereits Einfluss.

Globalintegrativ werden die Geruchsmuster mit den visuellen und akustischen Mustern zur Ganzheit des Raumschemas zusammengebaut.

Störungen

Auf der Ebene der Rezeptoren bedeuten Störungen zumeist deren Zerstörung durch Unfall oder Grippeviren. Es kommt zur Anosmie. Damit geht ein wichtiges Raumschema mit globalintegrativem musischen Potential verloren.

Auf der Ebene der Analyse führen Störungen der Detektorneurone zumeist zur Geruchsverfälschung, so dass z.B. selbst feinste Düfte als stinkend empfunden werden (Kakosmie).

Auf der Ebene des Wahrnehmungssystems fällt bei leichter Störung zunächst das Gedächtnisvermögen aus, woraus die Dysgnosie, im schlimmsten Fall die Agnosie resultiert. Bei Zerstörung von Neuronen aber kommt es, wie beim Ausfall von Detektorneuronen oder Rezeptoren, zur Verminderung der Wahrnehmung (vermindert und überdies falsch), schlimmstenfalls zur Anosmie.

Rehabilitation

Eine Rehabilitationsstrategie des Geruchssinnes ist (noch) nicht erarbeitet worden.

Aromatherapie. Auch wenn es keine Rehabilitation des Geruchsvermögens gibt, wird der Duft jetzt zunehmend in die Rehabilitation anderer Hirnstörungen miteinbezogen, da vor allem das emotionale Teilsystem leicht auf Düfte anspricht und durch angenehme Düfte gefördert wird. Die Aromatherapie führt zu einer Stimmungsverbesserung und fördert damit die für die Rehabilitation so wichtige Motivation. Das spielerische Suchen einer Duftquelle kann die Aufmerksamkeit steigern sowie Konzentration und Orientierungsfähigkeit verbessern.

Zusammengebautes Raumschema

Das Globalsystems baut das über die verschiedenen Sinne Wahrgenommene und Erkannte (Gesehene, Gehörte und Gerochene) zur kompletten Außenwelt in der Innenwelt zusammen. Es entsteht das einheitliche Raumschema, das globalintegrativ überdacht, erlebt und angestrebt oder gemieden wird. Auch wird es allen Teilsystemen des Hirnes angeboten, wobei es vor allem vom emotionalen und den musischen Teilsystemen übernommen wird. Dadurch bekommt das Raumschema eine emotionale und musische Wertung.

Zusammenfassung

Das Raumschema baut sich aus den drei Fernsinnen Sehen, Hören und Riechen auf. Das Kind lernt, mit seinem Körperschema ins Raumschema zu gehen. Die Wahrnehmungssysteme dafür liegen auf einer horizontalen Hirnachse, über die hinaus sich parietal das Körperschema aufbaut. Die Störungen des Raumschemas sind vor allem für das Sehen schlimm, weil Blindheit den Raum zum schwarzen Hindernis macht, während bei Taubheit der akustische Sprachkontakt zu den Mitmenschen unterbrochen wird.

Summary

The room scheme consists of the three senses seeing, hearing and smelling. The child learns to use its body scheme to move into the room scheme. Disturbances of the room scheme have a devastating consequence especially on the sense of seeing, as blindness makes the room a black obstacle, whereas deafness prevents the acoustic communication with other people.

Motorik

Für die Pflanzen ist das Raumschema durch den Zufall des Standortes vorgegeben. Für die Tiere und den Menschen hingegen ist dies, abgesehen von den einfachsten Meerestieren, nicht mehr der Fall. Sie haben die Fähigkeit erworben, sich dank der Motorik mit Hilfe des Körperschemas ins Raumschema hinein zu bewegen.

Beim Menschen ist die Motorik sehr komplex aufgebaut, da im Verlaufe der Evolution mehrere Raumschemata durchlaufen wurden:
– das Wasserschema mit Schwimmen
– das Landschema als Vierfüßler
– das Baumschema als Kletterer
– das Landschema im aufrechten Gang.
Neurophysiologisch gesehen entwickelte sich die Motorik hierfür zur:
– Reflexmotorik
– Extrapyramidalmotorik
– Kleinhirnmodifikation
– Pyramidenbahn
– kortikalen Sensomotorik.

Die Reflexmotorik

Den Ausgang nimmt die Motorik in der Reflexmotorik (Abb. 16). Diese ist eine ausschließliche Antwortmotorik, die wartet, bis Reize aus dem Körper- oder Raumschema eintreffen.

Die *Mundmotorik.* Wie beim Körperschema das Mundschema am Anfang steht, bilden auch bei der Motorik die Mundreflexe (Mundgreif-, Saug-, Ausstossreflex) den Beginn des motorischen Geschehens. Analog begann, phylogenetisch gesehen, die Motorik mit dem Mundschließreflex der Hohltiere, der noch heute einsetzt, sobald Beute an den Mundschlauch des Tieres gelangt. Allerdings ist hierzu nur eine einzige sensible Neuronenart nötig, die die Berührungsreize in bioelektrische Signale umschreibt und direkt auf die Ringmuskelfasern überleitet.

Eigenreflexe. Die Eigenreflexe sind die einfachsten motorischen Verhaltensmuster, wofür 2 Neuronenarten zuständig sind: eine sensible und eine motorische. Wird ein Muskel gedehnt, schreiben seine Spindeln (s. Abb. 18) den Deh-

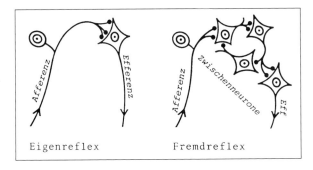

Eigenreflex   Fremdreflex

Abb. 16. Eigenreflex aus nur 2 Neuronen; Fremdreflex mit den Zwischenneuronen.

nungsreiz in bioelektrische Signale um. Diese werden von sensiblen Neuronen zum Rückenmark weitergeleitet und aktivieren dort die Vorderhorn-Motoneurone, die ihrerseits Signale in den gedehnten Muskel schicken und ihn mit Kontraktion reagieren lassen. Dadurch wird der Dehnungskraft Widerstand entgegengesetzt, z.B. wird beim unerwarteten Tiefertreten mit einem Fuß dem Einknicken und Umfallen entgegengewirkt. Es handelt sich um die schnellste motorische Reaktionsmöglichkeit (nach ca 20 ms), die dazu dient, die Körperhaltung (in diesem Fall beim Gehen) abzusichern (Absicherungsmotorik).

Phasische und tonische Eigenreflexe. Es gibt 2 Arten von Muskelspindeln:
– *phasische,* die nur kurz, aber rasch und intensiv feuern. Es resultieren die phasischen Eigenreflexe.
– *tonische,* die unbeschränkt, aber langsamer anlaufend feuern. Sie bleiben so lange aktiv, bis der Dehnungsreiz (z.B. Lasten tragen) wieder aufhört. Es wird eine tonische Dauerantwort, eine tonische Gegenkraft gegen die Last aufgebaut. Entsprechend heißt dieser Reflex tonischer Eigenreflex.

Zwischenneurone. Im Verlauf der Evolution sind in den einfachsten Reflexbogen Zwischenneurone (Abb. 16) zwischen das afferente und das efferente Neuron eingebaut worden, die wesentlich neue Eigenschaften mit sich gebracht haben, z.B. die Fähigkeit zu:
– *verteilen.* Eingelaufene Reize werden über viele Motoneurone verteilt. Es kommt zur ausgedehnten Reaktion, im Extremfall zur Massenreaktion.
– *adaptieren.* Auf immer wieder gleiche Reize wird nicht mehr reagiert. Es handelt sich hier um den Anstieg der Ansprechbarkeitsschwelle, womit die Schwellenvariabilität «erfunden» war.
– *erinnern.* Wiederholt miteinander eingelaufene Reize werden erinnert, d.h., es wird ein erstes Gedächtnisvermögen aufgebaut, das zu den bedingten Reflexen geführt hat.

Fremdreflexe. Die Afferenzen zu den Zwischenneuronen stammen nicht mehr wie bei den Eigenreflexen aus den Muskelspindeln, sondern aus muskelfremden Organen, wie z.B. den Gelenken, Bändern, der Haut und den höheren

Motorik

Sinnesorganen, wobei diese afferenten Neurone ihre Information gleichzeitig zum Großhirn weitergeben, was die Muskelspindeln nicht tun. Diese sogenannten Fremdreflexe sind äußerst wichtig für das Gewinnen und Meiden von Reflexauslösern sowie für die über die tonischen Reflexe hinausgehende Absicherung der Haltung des Körpers und die Stellung der Glieder zueinander. Entsprechend gibt es folgende Fremdreflexgruppen:

- *Gewinnreflexe* (Mundgreif-, Handgreif- und Zehengreifreflexe, Schluckreflex, Umarmungsreflexe etc.)
- *Meidreflexe* (Schutz-, Schmerzmeid-, Wegwisch-, Wärmeregulations-, Ausscheidungsreflexe)
- *Haltungsreflexe* für phylogenetisch alte Haltungs- und Gehmuster. Hierher gehören der symmetrische und der asymmetrische tonische Nackenreflex (STNR und ATNR), ein Kriechreflex, der gekreuzte Streckreflex der Beine etc.
- *Stellreflexe* für die Stellung der Glieder zueinander, z.B. der Nackenstellreflex, Ellbogen- und Handstütz, die Augenstellreflexe etc.
- *Gleichgewichtsreaktionen*, z.B. auf der schiefen Ebene
- die *übergeordnete Reflexkoordination* im Stammhirn für koordinierte Reflexmuster über das ganze Rückenmark hinweg, z.B. Vojtas Reflexkriechen, die assoziierten Reaktionen und viele Störungsmuster beim apallischen Syndrom.

Aus dieser Reflexorganisation hat sich die ganze höhere Motorik entwickelt, aus den Haltungs- und Stellreflexen die Extrapyramidalmotorik und aus den Gewinn- und Meidreflexen die Instinktmotivation zum Instinktverhalten.

Zeitmarken des Reflexverschwindens

Während das Neugeborene, abgesehen von den ziellosen Spontanbewegungen, die von spontanaktiven Neuronen in den Basalganglien ausgehen, und vom instinktiven Suchen nach der Mamille noch ein Reflexwesen ist, verschwinden die phylogenetisch alten Reflexe nach der Geburt allmählich nach einem festen Zeitplan. Verschwunden sind nach:

- 2 Monaten der gekreuzte Streckreflex (Schreitreflex),
- 3 Monaten der tonische Greifreflex der Hände, der tonische Saugreflex und der tonische Labyrinthreflex mit genereller Extensorenförderung in Rückenlage und Flexorenförderung in Bauchlage,
- 4 Monaten der Moro-Reflex (Umklammerungsreflex),
- 5 Monaten der symmetrische und asymmetrische tonische Nackenreflex (STNR und ATNR),
- 1 Jahr der tonische Greifreflex der Füsse und Lippen,
- 3 Jahren der Babinski-Reflex.

Schon vor der Geburt verschwunden – und nur bei pränataler Störung noch vorhanden – sind das Mundöffnen beim Berühren der Handflächen (Babkin-Reflex), der tonische Beiß- und Zungenstoßreflex oder die damit assoziierten Reaktionen.

Zeitmarken des Reflexeinsetzens
Umgekehrt lässt sich viel augenfälliger ein Zeitplan der vorübergehend auftretenden Stellreflexe auflisten. Ab dem
- 1. Lebensmonat der vestibuläre Nackenstellreflex (in Bauchlage wird der Kopf angehoben)
- 3. Lebensmonat die Augenstellreflexe (Bildfolge-, Rückstell-, akustisch-okulärer und vestibulo-okulärer Stellreflex); ferner der Nacken-Oberarm-Stellreflex mit dem Oberarmstütz.
- 6. Lebensmonat der Nacken-Armstell-Reflex mit dem Handstütz und die segmentalen Rumpfstellreflexe, die aber bereits von der kortikalen und extrapyramidalen Motorik überschoben und in sie integriert werden.
- Der Schrägsitz, Kniestand, das Krabbeln und Sich-Rollen im 9. Monat sowie das freie Gehen im 12. bis 18. Monat sind bereits weit über die Stellreflexe hinaus gereifte kortikale Leistungen.

Störungen der Reflexe
Der *Ausfall der Reflexe* bedeutet Verlust der Sofortreaktion auf Umwelteinwirkungen. Beim sensorischen Ausfall verlieren die Kinder leicht das Gleichgewicht, sie stürzen. Sind die Efferenzen ausgefallen, können auch alle anderen motorischen Efferenzen von der höheren Motorik nicht mehr in die Muskulatur hinausgeleitet werden, weil die gesamte Motorik durch denselben Engpass, nämlich den peripheren Nerv als Endstrecke, gehen muss. Es resultiert eine schlaffe Lähmung.

Die *Übersteuerung der Reflexe* kann ebenso behinderlich sein wie der Ausfall. Sie ist stets ein Zeichen dafür, dass periphere Afferenzen auf die Vorderhornmoto- oder Zwischenneurone auftreffen, die im Normalfall vom Hemmanteil der Pyramidenbahn abgeblockt sind. Dadurch werden schon die Eigenreflexe übersteigert, von denen die tonischen zur anhaltenden Spastik führen. Hinzu kommen die phylogenetisch alten, entblockten Reflexe wie die Haltungs- und Stellreflexe, die selbständig zu unerwünschten Haltungen führen, oder die Beiß- und Zungenstoßreflexe, die die Ernährung ebenso erheblich erschweren wie ein gestörter Schluckreflex, so dass das Kind eventuell künstlich ernährt werden muss, bis sich die kortikale Motorik einigermaßen reorganisiert hat.

Apallisches Syndrom. Besonders schlimm sind die Störungen durch die Enthemmung der übergeordneten Reflexorganisation in der Formatio reticularis des unteren Stammhirnes, die verschiedenartige generalisierte Reflexmuster im Rahmen des apallischen Syndromes mit sich bringen.

Rehabilitation

Rehabilitatorisch geht es vor allem darum, ausgefallene Reflexe anzuregen und übersteuerte abzudämpfen, damit die motorische Entwicklung trotzdem normal weitergehen kann. Ohne eine normale Reflexbasis darf nicht erwartet werden, dass sich eine normale Motorik entwickeln wird. Darum werden beim Säugling verschiedene Reflexe, vor allem Haltungs- und Stellreflexe geprüft; im pathologischen Falle wird nach Vojta, Bobath oder mit Heilgymnastik und all ihren Weiterentwicklungen behandelt.

Die Extrapyramidalmotorik

Die Weiterentwicklung der Haltungs- und Stellreflexe, die eine Perfektionierung der Haltung und Stellung der Glieder untereinander mit sich bringen sollte, hat zur Extrapyramidalmotorik geführt. Es handelt sich hierbei um ein gewaltiges System aus einem Neuronennetz, das vom Rückenmark bis zum Großhirn reicht und seinen Schwerpunkt in den Basalganglien und im Großhirn hat (Abb. 17). Der größte Teil dieses Systems läuft gekreuzt. Zuständig ist es für den:
- Haltetonus
- den Automatismus bei gleichbleibender Haltung oder Bewegung.

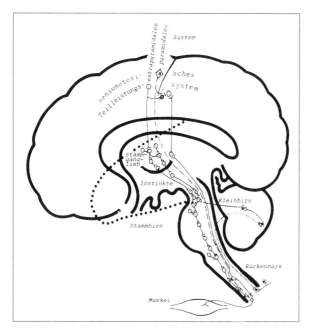

Abb. 17. Das ausgedehnte extrapyramidale Netzsystem und die einheitliche Pyramidenbahn.

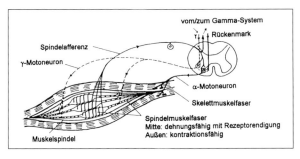

Abb. 18. Die Muskelspindel.

Spontanaktivität. Die Spontanaktivität, die den Reflexen weit überlegen ist, kann als revolutionäre Neuentdeckung der Extrapyramidalmotorik betrachtet werden. In der Extrapyramidalmotorik finden sich die ersten Neurone, die ihre Ansprechbarkeitsschwelle bis auf Null abgesenkt haben und damit «spontanaktiv» geworden sind. Sie liegen vor allem in den Basalganglien und sind für die Kindsbewegungen schon vor der Geburt zuständig. Nach der Geburt gewinnen sie rasch an Bedeutung für den Haltungs- und den Bewegungsautomatismus, indem sie die Sensomotorik (kreativer Anteil) dazu antreiben, das aufgebaute Muster unaufhörlich weiterlaufen zu lassen, bis das globalintegrative Willensmuster etwas anderes will. Dank dieser spontanaktiven Neurone können wir uns auf das Sprechen konzentrieren, während wir sitzen oder gehen, ohne ständig an das Sitz- oder Gehmuster denken zu müssen. Die extrapyramidale Automatik übernimmt diese Aufgabe für uns.

Muskelspindel (Abb. 18). Neu ist auch, dass die Hauptrezeptoren des extrapyramidalen Systems, die tonischen Muskelspindeln, in ihrer Ansprechbarkeit einstellbar geworden sind. Diese Einstellung bewerkstelligt die Extrapyramidalmotorik über eine spezielle Systemuntereinheit, die Gamma-System heißt und zum Ziel hat, die Spindel der momentanen Muskellänge anzupassen, damit sie immer wieder die volle Ansprechbarkeit zur Verfügung hat. Das afferente Neuron aus diesen Spindeln teilt sich im Rückenmark auf. Es gibt einen Ast hinauf zum extrapyramidalen Steuerungssystem, einen anderen aber zum Vorderhornmotoneuron, das den gleichen Muskel innerviert, in dem auch die Spindel liegt. Daher wird einer Außenwelteinwirkung, die den Muskel dehnt (z.B. beim Anheben eines unerwartet schweren Koffers), zunächst reflektorisch innerhalb von etwa 20 ms eine Gegenkraft entgegengesetzt, bevor etwa 200 ms später die Extrapyramidalmotorik reagiert und damit die Spindel entlastet.

Absicherungsmotorik. Die Muskelspindel liefert:
– die Grundlage für die Absicherung der Haltung wie der gleichbleibenden Bewegungen
– der Extrapyramidalmotorik die Information darüber, wie groß die Außenweltkräfte sind, die neu auf ein Glied oder den ganzen Körper einwirken und entsprechend durch Tonuserhöhung aufgefangen werden müssen.

Propriozeption. Nebst den Spindeln sind die Afferenzen aus den Gelenken (freie Nervenendigungen als Rezeptoren, Abb. 2, S. 16), Bändern, Sehnen, Faszien und dem Bindegewebe allgemein ebenfalls wichtig, weil sie die Extrapyramidalmotorik über die momentane Haltung oder Bewegung des Körpers (das momentane Verhaltensschema) informieren. Sie bilden die Grundlage für die Tonusmusterverteilung, die überhaupt erst die aufrechte Haltung ermöglicht und auch jeder Bewegung vorausgehen muss, damit der Körper nicht von den eigenen Bewegungen umgeworfen wird.

Ferner liefern die *Gleichgewichtsrezeptoren* im Innenohr (Abb. 4, S. 21) der Extrapyramidalmotorik wichtige Informationen für die Tonuseinstellung der Erdanziehung gegenüber.

Zusammenspiel mit der Sensomotorik. Die kortikale Sensomotorik liefert die Informationen dafür, was die Extrapyramidalmotorik an neuen Haltemustern aufbauen soll. Sie übergibt all ihre Muster der Extrapyramidalmotorik, und zwar sowohl die Muster für die Haltungen wie für die Bewegungen, da vor einer Tonusänderung keine Bewegung möglich ist. Erst dann tritt die Pyramidenbahn in Aktion, um das motorische Vorhaben zur Ausführung zu bringen.

Störungen

Das *dyston-dyskinetische Syndrom.* Störungen der Extrapyramidalmotorik führen zum dyston-dyskinetischen Syndrom. Dieses besteht aus zwei Störungsgruppen:

– *dystone* Gruppe mit Tonusschwankungen, Tonusverminderungen wie bei der Chorea oder Tonussteigerung wie bei der Athetose und beim Parkinson-Syndrom.
– *dyskinetische* Gruppe mit deformierten Bewegungen und vor allem vielen Spontanbewegungen wie Zuckungen, Grimassieren, Ticks, Schiefhals, Zittern, Blepharospasmus, Chorea, Athetose, Hemiballismus oder Schreibkrämpfen. Auch der Tremor hat mit desintegrierten spontanaktiven Neuronen zu tun.

Rehabilitation

Rehabilitatorisch sind diese dyston-dyskinetischen Syndrome äußerst schwierig zu behandeln. Wenn die Medikamente und die vorübergehenden gezielten Lähmungen der betroffenen Muskeln mit Botulinustoxin versagen, kommen noch operative Möglichkeiten (im Pallidum zum Beispiel) in Betracht; oft jedoch bleibt nur noch das Sich-Anpassen an die Störung. Eine direkte Beeinflussung der Störung durch bestimmte Übungsprogramme ist (noch) nicht gefunden worden. Man kann lediglich durch Gleichgewichtstraining die Hemmneurone fördern, um damit die aus der Kontrolle geratenen spontanaktiven Neurone etwas abzudämpfen. Im übrigen soll man darauf achten, die Emotionalität günstig zu beeinflussen, weil jede Aufregung die Störung massiv fördert. In der Frühphase hingegen kann man mit der Behandlung nach Vojta der negativen Entwicklung relativ gut entgegenwirken.

Das Kleinhirn

Das Kleinhirn baut keine eigene Motorik auf, ist aber dafür zuständig, die motorischen Muster der anderen Systeme, im besonderen der Extrapyramidalmotorik und der kortikalen Sensomotorik, zu verfeinern und zu präzisieren. Dies schließt die Präzision der aufrechten Haltung und des Gleichgewichtes mit ein (Abb. 19).

Hemmneurone. Für diese präzisierende Funktion stehen fast ausschließlich Hemmneurone (Purkinje-Zellen) in den beiden Kleinhirnhemisphären zur Verfügung, die alles weghemmen, was an überschießenden Mustern in der Motorik aufgebaut wird. Daher kommen bei Kleinhirnausfällen diese ausfahrenden, überschießenden Muster der Motorik ungehemmt zum Vorschein.

Sobald Motorik läuft, werden auch die Hemmneurone aktiviert, es kommt zu den verfeinerten, eleganten Bewegungen der Tänzerinnen, zur Präzisionsmotorik der Akrobaten und zum Gleichgewicht der Seiltänzer.

Kleinhirnkerne. Kehrt jedoch motorische Ruhe ein, werden die Kleinhirnkerne aktiv, nachdem sie vorher, während des Haltungs- und Bewegungsgeschehens, von den Purkinje-Zellen abgeblockt waren. Sie feuern spontan, um den ganzen motorischen Komplex in Bewegungsbereitschaft zu halten, vergleichbar dem Auto, dessen Motor im Standgas läuft, ohne dass es jedoch bereits fährt.

Störungen
Ataxie. Die Kleinhirnstörungen führen bei Ausfällen der Hemmneurone zur Ataxie:
– Gleichgewichts-Ataxie mit Torkeln, Schwindel und Nystagmus
– Haltungs-Ataxie vor allem mit der Schwierigkeit, den Rumpf im Stehen, Sitzen oder Gehen ruhig aufrecht halten zu können
– Ziel-Ataxie mit Mühe, einen Gegenstand zu fassen, weil die Hand über das Ziel hinaus schießt, hin und her schwankt und unpräzise zugreift. Auch die

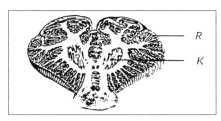

Abb. 19. Das Kleinhirn im Querschnitt. K = Kerngruppe; R = Rinde mit den inhibitorischen Purkinje-Zellen.

Beine werden fahrig, die Sprache undeutlich (skandierend), die Augenbewegungen ruckartig (Nystagmus). Das Schreiben wird bis zur Unleserlichkeit «ausfahrend».

Fallen hingegen die Kernneurone aus, geht der motorische Antrieb zurück, die Kinder werden schlaffer und bewegungsärmer.

Rehabilitation

Die Rehabilitation konzentriert sich auf den Aufbau eines guten Gleichgewichtes; dazu ist die Schaukel unentbehrlich, obwohl die Kinder anfänglich oft eine vestibuläre Abwehr zeigen. Sie müssen sich aber unbedingt an die vestibulären Reize der Schaukel, Hängematte, des Trampolins, Zweirades etc. gewöhnen (adaptieren), zumal die vestibulären Reize auch die Etwicklung der wichtigen Hemmneurone fördern, über die alleine die Motorik verfeinert wird.

Die Pyramidenbahn

Hat der Integrator einen Bewegungsplan ausgewählt und der Umwelt angepasst, gibt er ihn den extrapyramidalen Neuronen im Präzentralbereich und den Pyramidenbahnneuronen weiter. Von der Pyramidenbahn übernommen, läuft das bioelektrische Muster dieses Planes nach etwa 200 ms mit einer Geschwindigkeit von bis 100 m/s und ohne Unterbrechung bis zum Vorderhornmotoneuron des Rückenmarkes (Abb. 17), ohne jedoch das extrapyramidale Muster, das den Tonus vorbereiten muss, gleichsam den Tonusschatten vorauswirft, einzuholen.

Die *Pyramidenbahnkreuzung.* 90% der Pyramidenbahnfasern kreuzen auf die andere Seite, 10% bleiben gleichseitig. Diese gleichseitigen Fasern innervieren mit den gekreuzten Fasern zusammen die Mund-, Hals- und Rumpfmuskulatur, wodurch diese Achsenmuskulatur bei einseitigem Pyramidenbahnausfall weitgehend funktionstüchtig bleibt.

Hemmfasern. Nebst den dicken Pyramidenbahnfasern, die die kortikalen Bewegungsmuster weiterleiten, enthält die Pyramidenbahn zu 90% dünnere Fasern, die Hemmuster zum Rückenmark leiten. Sie blockieren die afferenten Zugänge zu den Zwischenneuronen der alten spinalen Reflexe, wodurch die Zwischenneurone für die pyramidalen und extrapyramidalen Muster zur Verfügung stehen.

Ausfälle

Die Ausfälle der Pyramidenbahn führen entsprechend der Zusammensetzung aus bahnenden (erregenden) und hemmenden Fasern zu zwei Störungskreisen, die zusammen die spastische Lähmung ergeben:

– *Lähmung* durch Ausfall der bahnenden Fasern, was bedeutet, dass die kortikalen Bewegungsmuster nicht mehr weitergeleitet werden.

– *Spastik* durch Ausfall der Hemmfasern, was zur Folge hat, dass die phylogenetisch alte spinale Reflexmotorik reaktiviert wird, weil die Zwischenneurone wieder alle Afferenzen aus der Peripherie bekommen. Die phasische wie tonische Reflexmotorik wird jetzt überschießend, d.h. gesteigert (Spastik). Überdies werden auch noch die phylogenetisch alten Reflexe wieder aktiv, beispielsweise die alten Haltungs- und Stellreflexe, die gekreuzten Streckreflexe, die assoziierten Reaktionen, die Mund-, Hand- und Fußgreifreflexe, der Babinski-Reflex (tonischer Großzehenfluchtreflex), der tonische Beissreflex, der Zungenstoßreflex etc.

Rehabilitation
Die Rehabilitation der spastischen Lähmung muss möglichst frühzeitig einsetzen, weshalb Vojta mit seinen Handgriffen Frühwarnzeichen herausgearbeitet hat, die bereits eine Behandlung ermöglichen, bevor sich die spastische Lähmung entwickelt hat. Seine Behandlung besteht darin, dass er, bzw. die von ihm instruierte Mutter, von bestimmten Druckpunkten vom Rücken, Thorax, Becken und den Extremitäten aus ein tonisches Umdreh- und Vierfüßlerreflexmuster auslöst, das zum instinktiven Fluchtmuster weiter entwickelt maximal intensiv wird und damit nicht nur die restlichen Pyramidenbahnneurone so stark wie möglich fördert, sondern auch Umgehungsstrategien induziert.

Aber auch die Heilgymnastik oder die Behandlung nach Bobath etc. erzielen gute Resultate, vorausgesetzt, es wird frühzeitig genug, bei pränatalen Schäden schon in den ersten Lebensmonaten behandelt.

Die Sensomotorik

Ein großes Teilleistungssystem des Integrators, das sensomotorische Teilsystem, muss den globalintegrativen Willensakt (das voluptive Globalmuster des Globalsystems) in ein motorisches Verhaltensmuster umsetzen. Es liegt beim Rechtshänder vorwiegend zentro-parietal links (Abb. 20) und besteht aus 3 Teilen:
– rezeptiver
– kreativer
– expressiver Anteil.

Der rezeptive Anteil (Rezeptivanteil)
Nachdem aus der Propriozeption und dem vestibulären System die kinästhetischen Afferenzen von beiden Körperhälften gekreuzt ins kinästheti-

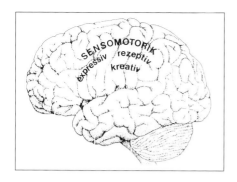

Abb. 20. Die kortikale Sensomotorik.

sche Wahrnehmungssystem eingelaufen sind, werden diese kinästhetischen Muster globalintegrativ als einheitliches kinästhetisches Körpergeschehen (Verhaltensgeschehen) wahrgenommen. Diese als einheitliches Verhalten wahrgenommenen Muster wiederum kopiert der Rezeptivanteil des sensomotorischen Systems beim Rechtshänder parietal links, einseitig also, aus dem Globalsystem, um sie für das Wieder-Aufgerufenwerden zu speichern (ganzheitliches kinästhetisches Gedächtnis). So speichert dieser rezeptive Systemanteil bezüglich der sich entwickelnden Fortbewegung zuerst die Pläne für das Krabbeln, danach die für das Aufstehen, Gehen, Klettern, Rennen, Tanzen, Schwimmen und so weiter bis hinauf zum Kunstturnen und zur Akrobatik. Es entsteht ein dynamischer, ganzheitlicher Homunkulus (Abb. 6, S. 23), während der Homunkulus im kinästhetischen Wahrnehmungssystem zur Hälfte links und zur anderen Hälfte rechts abgebildet ist.

Entsprechend der Rezeptordichte im Bindegewebe der Lippen oder der Gelenke und Bänder der Hände sind bei diesem Homunkulus auch wiederum die Lippen und Hände am größten.

Der kreative Anteil (Kreativanteil)

Dieser Anteil ist der verlängerte Arm des Globalsystems, genauer gesagt ein Stück semispezialisiertes Globalsystem. Seine Neurone liegen ebenfalls postzentral, aber in einer anderen Zellschicht (s. Abb. 23, S. 65), und beim Rechtshänder vorwiegend linksseitig. Sie rufen die voluptiv gewünschten Pläne aus dem Rezeptivanteil auf. Sind die richtigen Pläne gefunden, werden sie in die Globalintegration des Globalsystems zurückgenommen und der Umwelt so, wie sich diese im momentanen Raumschema darstellt, angepasst, damit sich das Körperschema möglichst erfolgreich ins Raumschema hinein entwickeln kann.

Antizipation. Dieses zunächst stattfindende Verschmelzen des Bewegungsschemas mit dem visuellen Raumschema im Globalsystem, bevor das Bewegungsschema verwirklicht wird, heißt Antizipation und stellt eine äußerst wichtige Vorplanung der Bewegung dar, die beim Blinden entfällt.

Motorik

Kreativer Aufbau neuer Bewegungspläne. Finden sich im Rezeptivanteil keine bereits früher eingespielten Verhaltenspläne, z.B. für das Radfahren, baut der Kreativanteil neue Pläne auf und korrigiert sie im Zusammenspiel mit der Globalintegration, bis sie stimmen (einüben). Dank dieses Vermögens denkt der Integrator in ganzen Bewegungen.

Automatismus. Bei sich wiederholendem Plan, wie z.B. beim Gehen, wird der Kreativanteil dieses dreiteiligen Systems von den spontanaktiven Neuronen der Basalganglien aus angeregt, den Gehplan unaufhörlich und automatisch ablaufen zu lassen, bis der Wille etwas anderes will. Es handelt sich hierbei um den Bewegungs- und Haltungsautomatismus.

Der expressive Anteil (Expressivanteil)

Die Neurone dieses Anteiles liegen weiter vorne im Präzentralbereich (beim Rechtshänder links). Sie kopieren aus dem Globalsystem den bereitgestellten, dem Raumschema angepassten, antizipierten Verhaltensplan in verkleinerter Form und drücken ihn in einzelne Bewegungselemente für die rechte und die linke Körperhälfte aufgeteilt aus. Diese Einzelelemente der Bewegung heißen Kineme.

Kineme. Die Kineme sind die Grundelemente der Motorik. So das Beuge-, Streck-, Rotations-, Kipp-, Spreiz-Kinem etc. Für den Alltag genügen etwa zwanzig, für die Akrobatik hingegen werden fast sechzig Kineme aufgebaut.

Kinemfolge, Kinemmuster, Kinemmusterfolge. Auf der Zeitachse sind die Kineme als Kinemfolge hintereinander angeordnet. Gleichzeitig nebeneinander machen sie das Kinemmuster aus. Die Kinemmuster in der Zeitachse entwickeln sich zur Kinemmusterfolge. So ist z.B. der Gehakt eine Kinemmusterfolge aus wechselseitigen Beuge- und Streckkinemen der Beine, Pendelkinemen der Arme, Wippkinemen des Rumpfes und Rotationskinemen der Füße und des Rumpfes; sie alle bilden zusammen in der Zeitachse eine Kinemmusterfolge.

Toneme. Geht Bewegung in Haltung (Ruhe) über, bedeutet dies, dass die Bewegungselemente in Haltungselemente übergehen. Die Kinemmusterfolge Rennen z.B. geht in ein Tonemmuster Stehen, Sitzen oder Liegen über. Entsprechend gibt es genau so viele Toneme wie Kineme. Auch sind die Haltungen, wie die Steh-, Sitz-, Kauer- oder Liegehaltung stets Tonemmuster, aber niemals Tonemmusterfolgen. In dem Moment, da sich die Haltung ändert, geht das Tonemmuster in eine Kinemmusterfolge über.

Zusammenspiel mit der Globalintegration

Das vorwiegend einseitig (beim Rechtshänder linksseitig) angelegte sensomotorische Teilsystem spielt gleich dreimal mit dem Globalsystem zusammen.

– *Rezeptiver Anteil.* Zum einen laufen die Verhaltensreafferenzen über das beidseits gekreuzt angelegte Wahrnehmungssystem ins Globalsystem ein und werden als Ganzheit wahrgenommen. Diese Ganzheitsmuster werden vom Rezeptivanteil des sensomotorischen Teilsystems durch Kopieren verkleinert übernommen und gespeichert, um je nach Bedarf wieder abgerufen werden zu können.

– *Kreativer Anteil.* Dieses Aufrufen der ganzheitlichen Verhaltenspläne im Rezeptivanteil bewerkstelligt der Kreativanteil. Dadurch, dass er einen semispezialisierten Globalanteil darstellt, gelangen die wieder aufgerufenen oder aber neu geschaffenen Verhaltenspläne sogleich ins Globalsystem.

– *Der Expressivanteil* schließlich kopiert die umweltangepassten Verhaltensmuster aus dem Globalsystem, um sie aufzugliedern und der Motorik beider Hirnhälften weiterzugeben.

Mathematisch läuft das Zusammenspiel des Kreativanteils mit dem Globalsystem nach folgender Formel ab (Erklärung S. 67):

$$GM = KM \times A_{+/-GS} + R$$

A_{-GS} bedeutet hier den Auftrag des Globalsystems an den Kreativanteil, einen adäquaten Verhaltensplan zu suchen oder neu zu kreieren.

Beim Rezeptiv- und Expressivanteil hingegen handelt es sich um Einwegsysteme, beim Rezeptivanteil um ein afferentes, beim Expressivanteil um ein efferentes Sytem. Beide kopieren ein Globalmuster, der Rezeptivanteil ein kinästhetisches Wahrnehmungsmuster, der Expressivanteil ein Verhaltensmuster. Ihr kopiertes Globalmuster (EM = Expressivmuster) stellt die Miniaturform des sensomotorischen Globalmusters (smgm) dar:

$$EM = smgm.$$

Sonderformen

Die sensomotorischen Verhaltensmuster des Integrators haben 2 (beim Rechtshänder) ebenfalls linksseitige Sonderformen von Bewegungsplänen ausdifferenziert (s. Abb. 28, S. 82):
– das Sprechen
– das Schreiben.

Das *Sprechen* bedeutet eine Kinemmusterfolge für die Mund-Kehlkopf-Atemmuskulatur. Es kommt zur Lautgebung. Statt von Kinemen spricht man jetzt von Phonemen.

Das *Schreiben* besteht aus eingeübten Kinemfolgen der dominanten Hand, die Buchstaben hervorbringen. Es handelt sich um Kreis-, Bogen-, Strich- und Ecksegmente, aus denen die Buchstaben und Buchstabenfolgen, die Wörter also, aufgebaut werden. Das Produkt dieser Kinemfolgen ist der Buchstabe, das Graphem; das Wort ist die Graphemfolge.

Keine expressiven Sonderformen sind für die nonverbale musische Kommunikation ausdifferenziert worden. Hier übernimmt der Kreativanteil der Sensomotorik die kreativen, nonverbalen Pläne aus der Globalintegration (kreativ-kreatives Zusammengehen über das Globalsystem), um sie zur Verwirklichung in der Außenwelt zu bringen.

Die Übernahme durch die Motorik

Die Übernahme der motorischen Verhaltensmuster erfolgt durch die Extrapyramidalmotorik und die Pyramidenbahn beider Hirnhälften:

– *Extrapyramidalmotorik.* Die in Kinemmusterfolgen oder Tonemmuster für beide Körperhälften aufgegliederten Verhaltenspläne werden sowohl gleichseitig wie über den Balken auf die andere Seite den Extrapyramidalneuronen im Präzentralbereich beidseits (Abb. 17, s. S. 47) übergeben, damit der entsprechende Tonus aufgebaut werden kann, der für die Haltung zuständig ist und einer bevorstehenden Bewegung vorausgehen muss.

– *Die Pyramidenbahn* übernimmt die kinematischen Muster mit einer Verzögerung von etwa 200 ms, die die Extrapyramidalmotorik braucht, um den Tonusschatten «vorauswerfen» zu können. Danach braucht die Pyramidenbahn nur noch etwa 10 ms, bis das sensomotorische Muster im Rückenmark ankommt und in die Muskulatur weitergegeben wird. Wir «verhalten uns».

Die Energiebereitstellung

Das kreativ aufgerufene oder neu geschaffene Verhaltensmuster wird, sobald es ins Globalsystem integriert worden ist, dem Raumschema angepasst und allen Teilsystemen angeboten, aber nicht von allen übernommen. Der wichtigste Teilsystemanteil, der das Verhaltensmuster übernimmt, ist der Expressivanteil der Sensomotorik. Aber auch das retikuläre Teilsystem (Abb. 21), bei dem es sich ebenfalls um ein efferentes, aber in beiden Hemisphären angelegtes Ein-

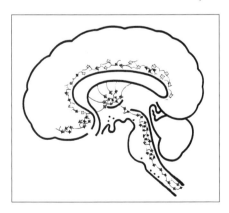

Abb. 21. Das ausgedehnte retikuläre Teilsystem.

wegsystem handelt, kopiert die sensomotorischen Muster aus dem Globalsystem, um sie verteilungsgerecht umzubauen und an die vegetativen Steuerungseinheiten, z.B. für die Atmung und den Kreislauf weiterzugeben, damit genügend Energie bereitgestellt wird, schon bevor es zu den motorischen Leistungen kommt. Das Vegetativum spiegelt darin die motorischen Vorhaben wider, bevor diese motorisch sichtbar werden.

Die *mathematische Formel* hierfür ist die gleiche wie beim Expressivanteil oder beim expressiven Sprachsystemanteil:

RTM = smgm

RTM = das kopierte retikuläre Teilsystemmuster, smgm = das sensomotorische Muster im Globalsystem.

Zugehörigkeit. Alle 3 expressiven Systeme bzw. Systemanteile entnehmen ihre Informationen dem Globalsystem und können daher auch als oberste Instanz dem retikulären bzw. dem motorischen Systemenkomplex zugeordnet werden.

Motivation
Die Sensomotorik übernimmt die globalintegrativen Willensmuster, um sie motorisch auszudrücken. Den Antrieb zum voluptiven Musteraufbau bringen die
– spontanaktiven Neurone des Integrators mit Selbstintegration,
– die motivierenden Teilsysteme, wie das emotionale und das instinktive Teilsystem.
Die *Emotionsmotivation.* Das emotionale Teilsystem (s. Abb. 29, S. 96) motiviert nebst dem Erleben auch das Wollen der Globalintegration, so dass es beim Dominieren der emotionalen Muster aus diesem Teilsystem im Globalsystem zu emotional gefärbten Verhaltensmustern wie Freudensprung, Jauchzer, Weinen oder gar Wutausbruch kommt.
Die *Instinktmotivation.* Die aus den gewinnenden und meidenden Fremdreflexen heraus entstandenen Instinkte haben ihre Zwischenneurone tief unten im Hypothalamus und im Altgroßhirn (limbischer Hirnanteil, Abb. 22) weiter ausdifferenziert. Im Unterschied zu den Reflexen können sie ihre Muster nicht mehr direkt den Motoneuronen weitergeben, sondern müssen sie über das instinktive Teilsystem im Altgroßhirn (einer Art Instinktwahrnehmungssystem mit der Aufgabe, die einlaufenden Instinktmuster je nach Bedeutung bzw. dem Gesetz der Hierarchie zusammenzubauen) dem Globalsystem anbieten. Sie müssen die Willkürmotorik gleichsam motivieren. Diese wiederum ist dank der spontanaktiven Neurone frei, die Instinktmotivationen zu übernehmen oder aber sie zu verweigern. Die Globalintegration bestimmt die Übernahmeschwel-

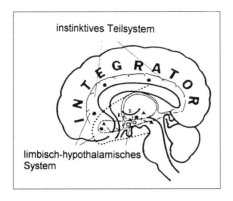

instinktives Teilsystem

limbisch-hypothalamisches System

Abb. 22. Die Instinktmotivatoren im Alt-großhirn. ▲ Sicherungsinstinkt; ● Kumpaninstinkt; □ Ernährungsinstinkt; ○ Sexinstinkt; S Schmerzmeidinstinkt; K Körperpflegeinstinkt; t^0 Körperwärmeinstinkt; E Ausscheidungsinstinkt.

le. Umgekehrt kann das Globalsystem sogar Instinktmuster mimen, ohne dass entsprechende Motivationen da sind.

Meidinstinkte. 5 Instinkte bzw. Instinktgruppen haben das Ziel, Auslöser zu meiden:

- Ausscheidungsinstinktgruppe: motiviert Wasserlassen, Stuhlgang und Erbrechen (meidet diese Stoffwechselgrößen). Sie organisiert das Ausscheidungsverhalten.
- Wärmeinstinktgruppe: organisiert das Meiden von Hitze und Kälte.
- Körperpflegeinstinkt: motiviert das Entfernen von Schmutz und Parasiten von der Haut.
- Schmerzmeidinstinkt: zielt auf eine Schmerzlinderung ab, z.B. beim Bauchweh durch ein Sich-Einrollen etc., so dass aus diesen instinktiven Haltungsmustern auf den Schmerzursprung geschlossen werden kann.
- Sicherungsinstinkt: reagiert auf gefährliche Auslöser im Raumschema, während die anderen 4 Meidinstinkte Körperschemareize als ihre Auslöser beantworten. Dieses Sichern besteht im Reagieren mit gesteigerter Aufmerksamkeit, Drohen, Verteidigen, Fliehen oder Sich-Ergeben. Auch bleibt dieser Instinkt nach dem Verschwinden des Auslösers noch eine Zeitlang aktiv (die nur bei diesem Meidinstinkt auf Null abgesenkte Schwelle bleibt eine Zeitlang null, was z.B. Flucht im Leerlauf zur Folge hat).

Gewinninstinkte. Die Gewinninstinkte senken die Schwelle spontan auf Null, was bedeutet, dass sie nicht mehr nur auf Auslöser im Raumschema warten, sondern sie spontan suchen (spontanes Suchverhalten). Ist der Auslöser gefunden, setzt das initiale, dann das terminale Auslöser-Antwort-Spiel ein, mit am Schluss teilweiser oder vollständiger terminaler Erfolgshemmung.

Man unterscheidet 3 Gewinninstinkte:
- den Ernährungsinstinkt,
- den Sexinstinkt mit dem weiblichen Aufbauen von Auslösern und dem männlichen Suchen danach,

– den Kumpaninstinkt als die Instinktbasis des Sozialverhaltens, wozu das Verlangen nach Gesellschaftlichkeit, das Begrüßungszeremoniell zur Beschwichtigung von Aggression, das «Auchverhalten», das Dominanzverhalten und das Kinderpflegeverhalten, das sich beim Menschen zum generellen Hilfeverhalten ausgeweitet hat, gehören.

Bewegtes Körperschema im Raumschema

Globalintegrativ bedeutet die Motorik das Vermögen, das Körperschema exakt auf das Raumschema abgestimmt in dieses hinein zu bewegen.

Störungen

Die Störungen der Sensomotorik führen zu den Ungeschicklichkeiten, die Dyspraxien heißen. Entsprechend den 3 Teilleistungsanteilen gibt es die
– rezeptive ⎫
– kreative ⎬ konstruktive
– expressive Dyspraxie.

Bei der *rezeptiven Dyspraxie* sind die gestapelten Verhaltenspläne (Haltung, Bewegung) im Rezeptivanteil defekt (wegen peripherer Störungen der Tiefensensibilität schon defekt eingelaufen oder wegen zentraler Störungen des Wahrnehmungssystems oder des sensomotorischen Rezeptivanteiles zustande gekommen) oder wegen verminderten kinästhetischen Speichervermögens des Rezeptivanteiles verloren gegangen. Im letzteren Fall muss das Kind von Therapiestunde zu Therapiestunde neu einüben, was sein kinästhetisches Gedächtnis einfach nicht festhalten kann. Es steht jedesmal wieder vor dem Problem, wie man wohl geht oder rennt oder radfährt.

Bei der *kreativen Dyspraxie* können die richtig gespeicherten, einstmals korrekten Verhaltenspläne des Rezeptivanteiles nicht mehr richtig abgerufen und ins Globalsystem übernommen werden. Auch gelingt der Aufbau neuer Bewegungen und Haltungen schlecht, das Kind bleibt ungeschickt, ähnlich einem Anfänger (variable Dyspraxie).

Konstruktive Dyspraxie. Weil die Neurone des rezeptiven und kreativen Anteiles des Teilsystems im gleichen Areal postzentral liegen (aber nicht in der gleichen Neuronenschicht und beim Rechtshänder vor allem links), werden bei einer organischen Störung postzentral links beide Neuronenarten gestört. Es werden jetzt falsche Pläne aufgebaut und die Reafferenzen zusätzlich falsch im Körperschema abgebildet und noch lückenhafter engrammiert, als sie schon aufgebaut worden sind. Es kommt zum «Bewegungssalat» ohne System, das Kind versucht auf alle möglichen Arten, eine Bewegung auszuführen; meist macht es sie ungeschickt und kann sie, sollte sie einmal glücken, nicht festhalten. Es handelt sich auch hier um eine variable Dyspraxie.

Bei der *expressiven Dyspraxie* können die an sich richtig aufgebauten und der Umwelt angepassten Verhaltenspläne nicht mehr in korrekte Kinemmuster-folgen und Tonemmuster umgebaut werden. Dabei gelingen einzelne Kineme oder Toneme schlichtweg nicht mehr (wie bei einer fehlerhaften Taste auf der Schreibmaschine). Viel häufiger jedoch misslingt die Koordination im Hinterein-ander oder Nebeneinander der Kineme und damit in der Kinemmusterfolge. Das Kind weiß, wie das Schwimmen funktioniert, kann es aber nicht richtig motorisch umsetzen. Es hat das Gefühl, als würden die Glieder nicht folgen wollen. Weil nun diese gestörten Muster ins kinästhetische Wahrnehmungssy-stem zurückkommen und weiter über die Globalintegration vom Rezeptivanteil der Sensomotorik übernommen und gespeichert werden, werden sie schließlich vom Kreativanteil so aufgerufen, wie sie abgelegt worden sind, nämlich falsch. Die expressive Dyspraxie erweitert sich zur konstruktiven und weiter zur gene-rellen Dyspraxie, die immer gleich falsch bleibt (stabile Dyspraxie).

Ganzheitlichkeit. Entsprechend der Ganzheitlichkeit der Verhaltenspläne im Rezeptivanteil mit ganzheitlichem Aufgerufenwerden durch den Kreativanteil sind die Dyspraxien dieser beiden Systemanteile ganzheitlich. Der Expressivan-teil hingegen gliedert das ganzheitlich übernommene Verhaltensmuster in Ein-zelelemente für beide Seiten auf und kann daher bei Balkenläsionen in der End-phase auch nur einseitige Ungeschicklichkeiten mit sich bringen. Das motori-sche Weiterleiten erfolgt gekreuzt doppelseitig, und die Reafferenzen kommen ebenfalls gekreuzt doppelseitig zurück, um aber globalintegrativ zum einheitli-chen kinästhetischen Körperschema zu verschmelzen und im Rezeptivanteil ein-heitlich gespeichert zu werden.

Sonderdyspraxien

Bei der *Sprechdyspraxie* (Dysphasie) werden rezeptiv die gesprochenen Worte sensomotorisch nicht richtig abgelegt, bei der kreativen nicht richtig auf-gerufen oder durch Nachahmen nicht richtig aufgebaut; bei beiden Störungen zusammen (Wernicke) werden die defekt gespeicherten Pläne zusätzlich defekt aufgerufen, es kommt zum Kauderwelsch.

Anders verhält es sich bei der *expressiven Dysphasie.* Hier weiß das Kind, was es wie sagen möchte, kann dies jedoch nicht korrekt umsetzen (Broca-Dys-phasie).

Bei der *Schreibdyspraxie* sind analog zum Sprechen die eingeübten Schreib-pläne sensomotorisch defekt gespeichert. Kreativ werden sie falsch abgerufen oder ungeschickt neu aufgebaut, und bei beiden Störungsarten zusammen sind sie doppelt verzerrt. Expressiv hingegen gelingen einzelne Buchstabenanteile wie Bogensegmente oder Kreise schlecht oder ganze Buchstaben (Grapheme) nicht (expressive Dysgraphie). Bei der Orientierungsdysgraphie hingegen liegt die Störung im Raum/Körper-Teilsystem.

Bei den *musischen Dyspraxien* sind die musisch-kreativen Pläne richtig aufgebaut, können aber vom sensomotorischen Teilsystem nicht richtig realisiert werden, weil

- im *Rezeptivanteil* der Sensomotorik die entsprechenden Ausführungspläne defekt oder nicht vollständig gespeichert sind (das Kind muss das Spielen eines Musikinstrumentes oder das Zeichnen immer wieder neu erlernen, weil es dies gleich wieder verlernt),
- der *Kreativanteil* die entsprechenden motorischen Realisierungspläne nicht richtig aufrufen oder kreativ neu schaffen kann,
- der *Expressivanteil* Schwierigkeiten mit den Kinemen und Tonemen oder viel häufiger mit den Kinemfolgen und Tonemmustern hat. Das Kind weiß, wie es eine Melodie auf dem Xylophon spielen sollte, schlägt aber ständig daneben.

Bei den *Emotionsdyspraxien* kann die Sensomotorik schwerpunktmäßig die emotional motivierten Willensmuster nicht in Mimik oder Gestik umsetzen, entweder rezeptiv, kreativ, expressiv oder gemischt nicht.

Spezielle Instinktdyspraxien sind nicht bekannt. Sie richten sich stets nach den generellen sensomotorischen Dyspraxien. Wohl aber zeigen die Instinkte selber Störungen bezüglich ihrer Intensität (Fresssucht, Magersucht) und der Qualität (z.B. Essen von Ungenießbarem).

Rehabilitation

Bei der *rezeptiven Dyspraxie* muss das propriozeptive und vestibuläre Körperschema wieder richtig aufgebaut werden. Es geht darum, sich verschiedener Körperstellungen und Schaukelbewegungen spielerisch bewusst zu werden. Das Kind soll sich in verschiedenen Stellungen und bei verschiedenen Bewegungen auf der Schaukel selbst milde schaukeln. Sobald ihm dies gelingt, macht es ihm Spaß. Es wählt jetzt von selbst weitere Gleichgewichtsspiele, wie z.B. das Trampolin.

Bei der *kreativen Dyspraxie* muss mit den allereinfachsten Bewegungsplänen begonnen werden, mit denen auch die Entwicklung angefangen hat. So bezüglich Lokomotion mit dem Robben und Krabbeln, bezüglich Haltung mit dem Kopfanheben aus der Bauchlage, mit dem Ellbogenstütz, Armstütz, Schrägsitz etc.

Bei der *konstruktiven Dyspraxie* werden all die einfachen, langsam sich steigernden Verhaltenselemente auf der Schaukel eingeübt. Diese Behandlung ist nie falsch, auch wenn man nicht genau weiß, welche Dyspraxieform im Vordergrund steht, denn meistens treten mehrere Dyspraxien gemeinsam auf. Bei Halbwüchsigen sind die Reittherapie, das Segeln und Surfen beliebt; es handelt sich um Therapiearten mit hohen Ansprüchen, aber auch guter Förderung der Motivation.

Bei der *expressiven Dyspraxie* müssen defekte Kineme und Toneme spielerisch gezielt eingeübt werden. Häufiger geht es um das Einüben der Koordination der Kineme untereinander, die mit der Schaukel, dem Trampolin, Dreiradfahren etc. stark gefördert wird. Hierbei ist es wichtig zu erkennen, welche Kineme und welche Kinemfolgen nicht stimmen.

Bei den *Sonderformen* kommen Sprachtherapie, Schreibtherapie sowie Übungen im Singen, Tanzen und des emotionalen Ausdrucks (vor dem Spiegel) zum Einsatz.

Zur *Förderung der Motivation* ist es günstig, Musikinstrumente sowie das Zeichnen und Malen in die Therapie einzubeziehen. Dadurch werden auch die musischen Teilsysteme angesprochen, die über die Globalintegration eng mit dem emotionalen Teilsystem verknüpft sind (viele gegenseitige Detektorneurone für die entsprechenden Muster im Globalsystem). Sehr wichtig ist auch die heitere Stimmung der Therapeutin (Empathie); auch muss darauf geachtet werden, das Kind nicht zu überfordern, weil jede Überforderung Abwehr hervorruft.

Mentales Training. Bei Jugendlichen mit Dyspraxien ist es günstig, in der Phantasie zu üben. Der Kreativanteil baut dabei die gewünschten Muster auf und spielt sie in der Globalintegration durch, ohne sie für den Expressivanteil freizugeben. Dabei wird der Kreativanteil angesprochen, der am meisten Präzision aufbringen muss.

Motorik erscheint selbstverständlich, muss aber geübt werden.

Zusammenfassung

Die Motorik bewegt den Körper in den Raum hinein. Weil sich dieser Raum phylogenetisch mehrmals verändert hat, hat sich auch die Motorik ständig anpassen müssen und ist entsprechend komplizierter geworden. Über die Reflexmotorik entwickelte sich die Extrapyramidalmotorik mit Kleinhirnmodifikation und schließlich die dreiteilige kortikale Sensomotorik mit der Pyramidenbahn. Das Auftreten und Wieder-Verschwinden motorischer Möglichkeiten bilden Zeitmarken der Entwicklung. Die Störungen wiederum sind für die einzelnen Systeme charakteristisch und wirken sich bei der Entwicklung für die nächsthöhere Stufe negativ aus.

Summary

The motor system enables the body to move into the room. In terms of phylogeny this room changed several times, forcing the motor system to constantly adapt, thus getting more and more complicated. The extrapyramidal system developed from the early reflex activity , followed by the development of the cerebellum and, finally, the sensorimotor system with the pyramidal tract. The appearance and disappearance of motor abilities are time markers of development. Defects are characteristic for the particular system and have a negative influence on the development of the following, advanced stage.

Integration

Die Verbindung, die Brücke zwischen der Sensorik (mit dem Körper/Raum-Schema) und der Motorik bildet der Integrator (früher Assoziationscortex genannt). Mit seinen 70% aller rund 100 Milliarden Großhirnneurone ist der Integrator das weitaus größte Neuronensystem des Hirnes (über den Balken, über weitere Kommissuren und indirekt über das Mittelhirn zur Einheit verschmolzen), das nicht nur alles, was über die Sinne aufgenommen wird, zur Außenwelt in der Innenwelt zusammenbaut, um darauf zu reagieren, sondern auch Eigenständiges, Neues hervorbringt, nämlich die geistigen Leistungen.

Spontaneität. Im Gegensatz zum Tier ist es dem Menschen erstmals vor rund 2 Millionen Jahren gelungen, die Ansprechbarkeitsschwelle einiger verarbeitender Neurone des Integrators für Informationen aus anderen Neuronenverbänden bis auf Null abzusenken. Das bedeutet, nicht mehr nur auf den Anstoß seitens anderer Neurone, z.B. aus den Sinnen oder den Instinkten zu warten, sondern schon aktiv zu werden, bevor es zu solchen Anstößen kommt. Diese Neurone sind spontanaktiv geworden.

Selbstintegration. Da der Integrator auch das integriert, was er selbst, was er spontan hervorbringt, integriert er sich selbst: das ist reflexives Tun. Der Integrator ist nicht mehr nur, wie Heidegger sagt, sondern der Integrator istet sich. Er ist geistig aktiv und damit kreativ. Mit diesem Geschehen hat sich schon die griechische Mythologie auseinandergesetzt. Sie hat es in die Geschichte des Titanen Prometheus gekleidet, der den Göttern das Licht des Geistes stahl, um es den Instinktmenschen zu bringen. Für diese Tat, die den Menschen zum Zwitterwesen aus Materie und Geist machte, wurde Prometheus grausam bestraft: an einen Felsen im Kaukasus gefesselt, fraß ihm ein Adler täglich die nachts nachwachsende Leber, ein Symbol der Lebenskraft, ab.

Gliederung. Der Integrator ist aufgebaut aus:
– 1 Globalsystem
– 18 Teilsystemen.

Das Globalsystem

Globalleistungen. Das Globalsystem ist ein Neuronennetz, das sich in speziellen Neuronenschichten in der mehrschichtigen Hirnrinde über den ganzen Cortex ausbreitet (Abb. 23). Seine Arbeitsweise ist die Globalintegration und

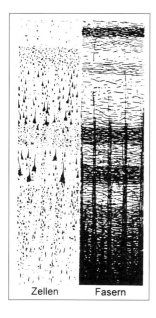

Zellen   Fasern

Abb. 23. Die verschiedenen Neuronenschichten in der Großhirnrinde, örtliche für die Teilleistungen (mit größeren Neuronen) und die über den ganzen Cortex ausgebreiteten Schichten mit kleinen, dicht beieinanderliegenden Neuronen für die Globalleistungen.

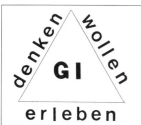

Abb. 24. Die 3 Dimensionen der Globalintegration.

seine Leistungen sind die Globalleistungen, die seit der Antike unter 3 Aspekten oder Leistungsdimensionen abgehandelt werden, obwohl sie stets zusammen vorkommen; doch bilden sie Leistungsschwerpunkte, die eine Unterteilung rechtfertigen (Abb. 24):

– Denken (kognitives Vermögen) mit Einfallsreichtum, Durchblick, Interessen, Kritikvermögen, Konzentration und freiem Gedächtnisabruf,

– Erleben (sensitives Vermögen) mit Ergriffensein, Begeisterungsfähigkeit und Kreativität,

– Wollen (voluptives Vermögen) mit Regsamkeit, Initiative, Unternehmungslust, Zielausrichtung, Ausdauer, Durchsetzungsvermögen und Zuverlässigkeit.

Semispezialisierung. Im Areal einiger Teilsysteme (im sensomotorischen, im Sprach- und Schriftteilsystem sowie in den beiden musischen Teilsystemen) hat das Globalsystem zum Teil eine Semispezialisierung durchgemacht, indem hier

Globalsystemneurone abgelegte Erlebnis- und Verhaltensmuster wieder aufrufen oder aber neue Pläne schaffen (kreieren). Diese semispezialisierten Neuronenverbände werden zum Kreativanteil der entsprechenden Teilsysteme zusammengefasst.

Die Teilsysteme

Als Ergänzung zum Globalsystem haben sich Teilsysteme (abgekürzt auch als Systeme bezeichnet, wenn intern betrachtet) entwickelt, die nur in bestimmten Hirnarealen vorkommen und vom Globalsystem Teilaufgaben delegiert bekommen haben. Es handelt sich um
– 7 Wahrnehmungssysteme
– 3 verbale Kommunikationssysteme
– 2 nonverbale Kommunikationssysteme (die musischen)
– das sensomotorische System
– das Raum/Körper-Orientierungssystem
– die limbischen Systeme (emotionales, instinktives, retikuläres und Frischgedächtnissystem).
Sie stehen mit dem Globalsystem entweder
– in Wechselbeziehung (Zweiwegsysteme) oder
– bringen ihm Informationen (afferente Einwegsysteme) oder
– übernehmen Informationen, um sie an andere Systeme weiterzugeben (efferente Einwegsysteme).
Zweiwegsysteme. Einige Teilsysteme übernehmen Muster aus dem Globalsystem und geben sie, nachdem sie sie weiter ausgebaut haben, an das Globalsystem zurück. Diese Zweiwegsysteme kopieren mit ihren Detektorneuronen stets und zwingend die ihnen entsprechenden Anteile aus den Globalmustern, um sie weiter zu verarbeiten, während das Globalsystem mit seinen Kombinatorneuronen die Teilleistungen nicht zwingend, sondern nach Belieben (je nach Übernahmeschwelle) wieder zurücknimmt (z.B. das emotionale Teilsystem). Das emotionale Teilsystem reagiert auf eine Schrecken auslösende Wahrnehmung im Globalsystem (z.B. auf einen schnaubenden Stier) mit Angst, doch kann das Globalsystem die Übernahme der Angst unterdrücken und damit Ruhe bewahren.
Einwegsysteme. Andere Teilsysteme geben nur ihre Muster an die Globalintegration ab, ohne von ihr Muster zu übernehmen (afferente Einwegsysteme), während andere Teilsysteme nur Muster aus der Globalintegration kopieren, ohne irgend etwas an sie zurückzugeben (efferente Einwegsysteme). Zu den Einwegsystemen gehören
– afferent das Instinktsystem und die Wahrnehmungssysteme,
– efferent der Expressivanteil der Sensomotorik und des Sprachsystems

sowie das retikuläre Teilsystem für die vegetative Steuerung. Diese efferenten Einwegsysteme kopieren ausschließlich Globalmuster aus dem Globalsystem, um sie weiter verarbeitet den motorischen Systemen bzw. der vegetativen Steuerung abzugeben. Die Rückmeldung über dieses und das weitere Geschehen erhält das Globalsystem erst wieder über die Sinnessysteme (Reafferenzen).

Gesetz der Wechselwirkung. Auf dem Detektor-Kombinator-Zusammenspiel zwischen den Teilleistungen und der Globalleistung basiert das Gesetz der Wechselwirkung, das zur Folge hat, dass sich das globalintegrative Aktivitätsmuster (das Globalmuster) in ständiger Abwandlung und Weiterstrukturierung in die Zeitachse hinein entwickelt. Für jedes einzelne Zweiwegsystem und afferente Einwegsystem gilt die Formel

$$GM = TM \times A_{+/-I} + R$$

GM = Globalmuster, TM = Teilsystemmuster, A_{+I} = momentane Ansprechbarkeit des Integrators bzw. bei den Zweiwegsystemen des Globalsystems dem entsprechenden Teilsystem gegenüber, A_{-I} = Förderung des Teilsystems, z.B. des kreativen bei der Sensomotorik zum Suchen oder Kreieren adäquater Bewegungspläne, bei der Sprache zum Suchen oder Nachahmen adäquater Wörter und im musischen Teilsystem zum Nachahmen oder Neukreieren musischer Leistungen, A_{-I} bedeutet aber auch Wecken bestimmter Emotionen oder Erinnerungen, R = alle übrigen Musteranteile, $A_{+/-I}$ = Schwellenbereich zwischen Ansprechbarkeit und Förderung.

Summenformel. Alle diese Teilsysteme zusammen, denen gegenüber das Globalsystem unterschiedliche Schwellen aufbaut, ergeben folgende Summenformel:

$$GM = \sum_{0}^{17} TM \times A_{+/-I} + S^b$$

S steht hier für die spontan aufgebauten Muster des Globalsystems, und das kleine b gibt an, dass dieser Spontanmusteraufbau keine stabile Größe ist, sondern biologisch schwankt.

Schwellenumkehr. Wird die Schwelle negativ (A_{-I}), bedeutet dies nicht mehr, dass eine Barriere besteht, sondern dass umgekehrt das Teilsystem durch das Globalsystem gefördert wird (z.B. für den Gedächtnisaufruf im entsprechenden rezeptiven Teilsystemanteil oder hinsichtlich der Kreativität kreativer Verbände), weil das Globalsystem die Freiheit hierzu hat. Je höher der negative Wert ist, um so stärker ist die Förderung, während umgekehrt bei einer hohen positiven Schwelle die Übernahme des Teilmusters ins Globalsystem sehr erschwert bis unmöglich ist.

Efferente Einwegsysteme. Das 18. Teilsystem (das retikuläre) ist ein rein efferentes System, das nichts an die Globalintegration zurückgibt (nur indirekt über die vegetativen Reafferenzen). Daher kann hier nicht von einer Wechselwirkung gesprochen werden. Die anderen zwei efferenten Einwegsysteme wiederum sind nur Systemanteile von Systemen, die Zweiwegsysteme mit einem Einweganteil darstellen. Alle drei efferenten Einwegsysteme aber kopieren ihre Muster aus dem Globalsystem, um sie in Miniaturform weiter zu verarbeiten und an die motorischen oder an die vegetativen Steuerungssysteme weiterzugeben:

ETM = gmt

ETM = efferentes Teilsystemmuster; gmt = globaler Musteranteil, der zur Miniaturform kopiert wurde.

Sonderstellung. Diese efferenten Einwegsysteme können auch der Motorik bzw. der retikulären Steuerung zugeordnet werden, da sie sich gleichsam an das Globalsystem angelagert haben, um aus ihm die erregenden (bahnenden) Aktivitätsmuster herauszukopieren. Allerdings leiten sie nicht nur weiter, sondern arbeiten die übernommenen Muster um, weshalb sie als dem Integrator angehörend betrachtet werden können.

Zuordnung zu den Globalleistungen. Die 18 Teilsysteme (Abb. 25) mit ihren Teilleistungen sind den Globalleistungen zugeordnet, und zwar:

dem *Denken*
– die 7 Teilsysteme für das Wahrnehmen der 7 Sinne (Wahrnehmungssysteme, wurden auch schon als Merksubsysteme bezeichnet)
– das Teilsystem für Sprache
– Schrift
– Rechnen
– Raum/Körper-Orientierung

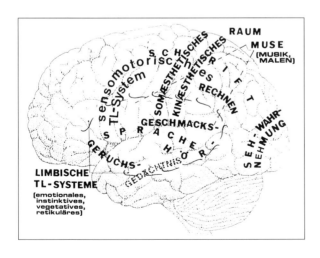

Abb. 25. Die 18 Teilsysteme (Subsysteme) des Integrators.

– Umschreiben der Frisch-Engramme in dauerhafte Engramme,

dem *Erleben*
– die 2 musischen Teilsysteme für Musik und Malerei/Bildhauerei/Architektur
– das emotionale Teilsystem,

dem *Wollen*
– das efferente Teilsystem Sensomotorik
– das retikuläre Teilsystem
– das motivierende Instinktteilsystem.

Diese Teilsysteme (auch Subsysteme des Integrators genannt) bestehen aus speziellen Neuronenverbänden in anderer Zellschicht als das Globalsystem (Abb. 23) und kommen nur in ganz bestimmten Hirnarealen vor. Sie haben Sonderaufgaben übernommen, sei es, um das Globalsystem über das Geschehen in der Körperinnenwelt oder in der Außenwelt zu informieren, sei es, um das Denken, Erleben und Wollen zu bereichern oder aber die Eigenleistungen in die Außen- und Innenwelt abzugeben.

Übernahmeschwelle. Die efferenten Einwegsysteme und die Zweiwegsysteme sprechen stets auf die Globalmusteranteile an, auf die sie programmiert sind, um sie verkleinert zu kopieren. Die afferenten Einwegsysteme hingegen werden in ihrer Ansprechbarkeit den Analysesystemen der Sinne gegenüber von der Globalintegration gesteuert, da diese die kreativen Freiheitsgrade hierfür hat. Die Globalintegration kann also ihre Interessen selbst festlegen: sie kann über das Wahrnehmungssytem sowohl je nach Interesse auswählen (Interessenschwelle), als auch sich auf die Einzelheiten in der Auslese konzentrieren (Konzentrationsschwelle). Beide Schwellen zusammen machen die Übernahmeschwelle aus. Entsprechend nehmen wir vieles, das uns nicht interessiert und worauf wir uns nicht konzentrieren, gar nicht erst wahr.

Die Wahrnehmungsteilsysteme für die einzelnen Sinne
Die Wahrnehmungsteilsysteme (abgekürzt Wahrnehmungssysteme genannt) des Integrators bestehen aus Kombinatorneuronen, die aus der Fülle der analysierten Sinnesdaten das herausgreifen, was für den Integrator von Bedeutung ist (was ihn interessiert). Durch Übernahme dieser Wahrnehmungsmuster ins Globalsystem werden sie als vereinfachte Außenwelt globalintegrativ wahrgenommen. Im weitesten Sinne geht die Sinnesleistung vom Rezeptor bis zum globalintegrativen Wahrnehmen hinauf. Vom Integrator aus gesehen beginnt die Integration jedoch in der Auslese und im Zusammenbau in den Wahrnehmungssystemen.

7 Wahrnehmungsteilsysteme. Es gibt
- 3 Wahrnehmungssysteme für das Raumschema (visuelles, akustisches, olfaktorisches)
- 3 Wahrnehmungsgruppen für das Körperschema (Somästhesie, Kinästhesie, Geschmack)
- 1 vegetatives Wahrnehmungssystem im limbischen Hirnanteil für das vegetative Schema (Herzklopfen, Atemnot, Harndrang etc.).

Liegen bereits Engramme vor, ergänzen sie das zusammengebaute Außenweltmuster im Wahrnehmungssystem, so dass dieses Muster globalintegrativ (vom Globalsystem) nicht nur wahrgenommen, sondern auch wiedererkannt wird (kognitive Leistung). Überdies sprechen jetzt Detektorneurone anderer Teilsysteme auf das wahrgenommene oder erkannte Muster im Globalsystem an, um es entsprechend zu bereichern, z.B. mit Emotionen oder musisch oder um es sprachlich zu fassen oder um sensomotorisch darauf zu reagieren.

Das sensomotorische Teilsystem
Um die Willensakte (die voluptiven Muster des Globalsystems) in Verhalten umzuwandeln, wurde das sensomotorische Teilsystem, beim Rechtshänder zentro-parietal links betont, ausdifferenziert, das aus 3 Anteilen besteht:
- *rezeptiver Anteil*: für das Speichern der vor allem aktiv eingeübten (reafferenten) einheitlichen Haltungen und Bewegungsabläufe aus der Propriozeption wie aus dem Gleichgewichtssystem, die primär in die gekreuzt angelegten Wahrnehmungssystemhälften einlaufen, im Globalsystem aber zur Einheit verschmelzen und vom Rezeptivanteil (beim Rechtshänder auf der linken Seite) als ganzheitliche Verhaltensmuster aus der Globalintegration herauskopiert und als Verhaltenspläne gespeichert werden.
- *kreativer Anteil* (semispezialisierter Globalsystemanteil im Teilsystem): für das Abrufen der vom Willen gewünschten Haltungs- und Bewegungspläne (zusammengefasst als motorische Verhaltenspläne) aus dem Rezeptivanteil, in welchem diese Pläne von früheren Ausführungen her gespeichert sind. Findet er keine, baut er neue auf. In die Globalintegration zurückgenommen, werden diese Pläne der momentanen Umweltsituation angepasst.
- *expressiver Anteil*: kopiert die ausgewählten und angepassten Verhaltenspläne aus der Globalintegration und gliedert sie in Einzelbewegungseinheiten (Kineme) oder in Haltungselemente (Toneme) auf. Geschieht dies linksseitig, werden die Kineme und Kinemmuster als Kinem- und Kinemmusterfolgen und die Toneme nur als Tonemmuster, niemals als Musterfolgen, gleichseitig und über den Balken auf die andere Seite zur Extrapyramidalmotorik und zur Pyramidenbahn beider Hemisphären weitergegeben. Auf diese Weise wird das motorikgerecht umgebaute, voluptive Globalmuster zum dynamischen oder statischen Verhaltensmuster.

Reafferenz-Efferenz-Kopievergleich. Der Kreativanteil als der lange Arm des Globalsystems im Teilsystem «denkt» in Bewegungen, der expressive aber in Einzelelementen, die hintereinander oder miteinander ausgedrückt ein Verhaltensmuster ergeben. Dieses wiederum wird zumindest von der Propriozeption und dem vestibulären System zurückgemeldet und als Reafferenz mit der globalintegrativen, umweltangepassten Efferenzkopie verglichen. Stimmen Reafferenz und Efferenzkopie überein, wird das Muster im Rezeptivanteil als Verhaltensplan abrufbereit gespeichert. Der Bewegungskreis ist geschlossen. Andernfalls wird übend korrigiert, bis das Vorhaben und die Ausführung übereinstimmen.

Das Sprachteilsystem

Dieses Teilsystem besteht, ähnlich dem Aufbau des Hirnes (dem Hirn selbstähnlich), aus 3 Teilen (beim Rechtshänder nur in der linken Hemisphäre angelegt):

– *rezeptiver* Anteil (akustischer Teil): Kopiert aus dem Globalsystem die gehörten Sprachmuster und ergänzt sie mit seinen Gedächtnisinhalten. An das Globalsystem zurückgegeben, werden diese Muster in ihrer Bedeutung verstanden. Tauchen nie gehörte Wörter auf, werden sie hier gespeichert.

Hinzu kommt allerdings ein rezeptiv-sensomotorischer Anteil, der, wenn man selbst spricht, die kinästhetischen Reafferenzen aus den Sprechorganen übernimmt, um sie für die motorische Wiedergabe abrufbereit als Sprechpläne zu speichern. Dadurch kommt es zu den akustisch-sensomotorischen Doppelengrammen.

– *kreativer* Anteil: Dieser ist als semispezialisierter Globalsystemanteil im Teilsystem auf das Suchen nach geeigneten Wörtern spezialisiert. Um die Gedanken in Worte zu fassen, ruft er entsprechende Sprechpläne aus dem akustisch-rezeptiven Anteil und gleichzeitig aus dem sensomotorisch-rezeptiven Anteil auf, nachdem beim Sprechen sowohl akustische wie sensomotorische Reafferenzen eingelaufen und gespeichert worden sind. Es werden also akustisch-sensomotorische Doppelengramme «geweckt» und ins Globalsystem übernommen, um der momentanen Gegebenheit angepasst zu werden.

Der Kreativanteil vereinigt demnach einen akustischen wie einen sensomotorischen Anteil in sich, was im Vergleich zum musischen Geschehen mit zwei Kreativanteilen, die über das Globalsystem miteinander verbunden sind, eine Verschmelzung und damit Abkürzung bedeutet.

– *expressiver* Anteil: Kopiert verkleinernd den festgelegten sensomotorischen Anteil des Sprechplanes aus dem Globalsystem, um ihn in die Einzelelemente, die Phoneme, aufzugliedern und den extrapyramidalen und pyramidalen Motoneuronen beider Hemisphären weiterzugeben, damit die Phoneme über die Mund-/Kehlkopf-/Atemmuskulatur hörbar werden. Über das

Ohr zurückgekehrt, entscheidet der akustische Kopieanteil im Vergleich mit der Reafferenz, ob der Sprechplan richtig erklungen ist oder ob sensomotorisch korrigiert werden muss.

Das Schriftteilsystem

Ähnlich der Sprache, die eine akustisch-verbale Kommunikationsform ist, ist die Schrift als visuell-verbale Kommunikationsform organisiert.

– Der *rezeptive* Anteil kopiert aus dem Globalsystem gesehene Texte und ergänzt sie mit seinen Gedächtnisinhalten, damit sie, an die Globalintegration zurückgegeben, von dieser verstanden werden. Wir können lesen.

Auch hier ist der rezeptiv-visuelle Anteil mit einem rezeptiv-sensomotorischen Anteil gekoppelt, in den die kinästhetischen Reafferenzen beim Schreiben einlaufen, um hier als Schreibplan zum Wiederabruf gespeichert zu werden.

– Der *kreative* Anteil ist, wie beim Sprachsystem, ein verschmolzener visuell-sensomotorischer Doppelanteil, der als halbspezialisierter Globalsystemanteil im Schriftteilsystem den Gedanken schriftlichen Ausdruck verleiht, indem er Schreibpläne in der Form von visuell-sensomotorischen Doppelengrammen aufruft und im Zusammenspiel mit der Globalintegration festlegt.

– Der *expressive* Anteil kopiert nur den sensomotorischen Teil der Schreibpläne aus dem Globalsystem und baut diese Pläne in Einzelbuchstaben (Grapheme) um, damit sie den extrapyramidalen und pyramidalen Motoneuronen für die Hand weitergegeben und direkt oder über die Schreibmaschine, den PC etc. lesbar geschrieben werden. Hier kontrolliert das Auge, ob die «äußere» und die «innere» Schrift übereinstimmen, oder ob korrigiert werden muss.

Das Rechenteilsystem

Wenn das Globalsystem rechnen will, weckt es sowohl die Kreativanteile der Sprach- und Schreibteilsysteme als auch das kleine Rechenteilsystem, das dadurch im Zusammenspiel mit dem Globalsystem die Zahlen und Formelbuchstaben zur Verfügung hat und damit rechnet. Das Resultat wird an die Globalintegration zurückgegeben, wo es die Kreativanteile der verbalen Kommunikationssysteme übernehmen und je nach Wunsch des Globalsystems mündlich oder schriftlich oder auf beide Arten ausdrücken. Die Reafferenz wiederum wird in den Rezeptivanteilen der verbalen Kommunikationssysteme gespeichert. Dadurch können engrammierte Resultate abgerufen werden, ohne dass erneut gerechnet werden muss.

Das Rechenteilsystem ist ein ausschließlich kreatives Teilsystem, das mit den entliehenen Zahlen und Formelbuchstaben arbeitet (subtrahiert, addiert, multipliziert, dividiert, errechnet Formeln etc.). Obwohl ein phylogenetisch junges System, hat es die Entwicklung der Naturwissenschaften ermöglicht und unser Weltbild revolutioniert.

Das Teilsystem für die Raum/Körper-Orientierung

Nebst dem Raumschema über die Raumsinne (Sehen, Hören, Geruch) und dem Körperschema über die Körpersinne (Hautsinne, Gelenks- und Gleichgewichtssinn, Geschmackssinn) hat der Integrator ein zusätzliches Teilsystem ausdifferenziert, das die Rauminformationen sowohl vom Körperschema wie vom Raumschema aufeinander abgestimmt zusammenbaut und auch die globalintegrative Aufmerksamkeit auf diese Beziehung zwischen Raum und Körper lenkt. Die Entwicklung eines solchen Orientierungssystems war für das Leben auf den Bäumen überlebensnotwendig. Beim Kind muss überdies die Raum/Körper-Korrelation der zunehmenden Körpergröße angepasst werden; später folgt diese Anpassung den Schwankungen des Gewichts oder den Störungen des Gehaktes.

Entwicklung. Dieses Teilsystem entwickelt sich in den ersten 2 Lebensjahren: mit $1^{1}/_{2}$ Jahren bezüglich der Senkrechten, mit 2 bezüglich der Horizontalen und der Raumtiefe.

Neglect. Abgesichert wird der Raum bezüglich der rechten Raum/Körper-Seite von beiden Hirnhälften aus, für die linke Seite jedoch erstaunlicherweise nur von rechts, was bei zerebraler Störung parietal rechts zu einer linksseitigen Vernachlässigung (Neglect) führt. Der schwerste Grad an Raum/Körperwahrnehmungsausfall ereignet sich bei Ausfällen des Körper- und/oder des Raumschemas oder auch nur schon bei der Agnosie.

Das Engrammieren

Für das Umschreiben der Frischgedächtnisinhalte des Integrators in bleibende Erinnerungen finden sich Neurone temporo-basal (im Hippokampusbereich, Abb. 26), die durch seltene isolierte Durchblutungsstörungen beidseits für Minuten ausfallen können und dann jeweils erst nach mindestens 2 Stunden wieder voll einsatzfähig sind. Alles, was man während dieser 2 Stunden getan und erlebt hat, geht verloren. Dank solcher Störungen ist man überhaupt auf dieses Teilsystem aufmerksam geworden. Wie es den Umbau der Frischengramme in dauerhafte bewirkt, ist nicht bekannt. Aus der Erfahrung mit dem Ausfallen dieses Teilsystems muss aber geschlossen werden, dass der Integrator seine Frischengramme nur dann in dauerhafte Engramme umschreiben kann, wenn sich das Aktivitätsmuster dieses kleinen Teilsystems an der Globalintegration beteiligt bzw. wenn die Integration sowohl bezüglich des Globalsystems wie der Teilsysteme auf Langzeitengrammieren eingestellt ist.

Mit dem Gedächtnisabruf hat dieses Teilsystem nichts zu tun. Es handelt sich dabei um eine Globalleistung, dessen Ablauf unbekannt ist.

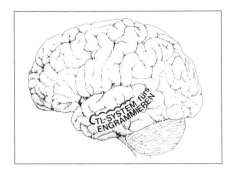

Abb. 26. Das Teilsystem für die Engram-
mumschreibung auf Langzeit.

Die musischen Teilsysteme

Wie es beim Rechtshänder auf der linken Seite zwei verbale Kommunikationssysteme gibt (Sprache und Schrift), so gibt es spiegelbildlich dazu auf der
rechten Seite zwei nonverbale Kommunikationssysteme, und zwar ein
– akustisch-musisches (Musik) und ein
– optisch-musisches (Malerei, Bildhauerei, Architektur).

Diese beiden musischen Teilsysteme setzen sich aus 2 Anteilen zusammen:
– *rezeptiver* Anteil: Kopiert einprogrammierterweise aus der Globalintegration
    Gehörtes bzw. Gesehenes, um es musisch zu ergänzen, wodurch der Beitrag
    dieses Zweiwegsystems das musische Erleben der Globalintegration vertieft
    und spezifiziert. Wir erleben z.B. Musik oder ein Bild als großartig. Die Glo-
    balintegration kann zwar auch Gerüche, Geschmack oder Motorik (Ballett)
    musisch erleben, hat aber dafür keine verstärkenden Teilleistungsneurone
    ausdifferenziert. Es handelt sich um rein globalintegrative Erlebnisse.

Sind Engramme von bereits früher musisch Erlebtem vorhanden, wird das
betrachtete oder gehörte Werk wiedererkannt.
– *kreativer* Anteil: Dieser semispezialiserte Globalsystemanteil im Teilsystem
    ruft musisch Erlebtes aus dem Rezeptivanteil wieder auf (reproduzieren),
    interpretiert es im Zusammenspiel mit dem Globalsystem oder aber kreiert
    eigenständig Neues (komponieren, Bilder kreieren).

Ausgedrückt wird das kreativ Reproduzierte oder neu Geschaffene aber
nicht direkt aus der Globalintegration über einen expressiven Teilsystemanteil,
sondern dadurch, dass es aus der Globalintegration vom Kreativanteil der Sensomotorik ins sensomotorische Teilsystem der linken Hemisphäre hineingenom-
men wird, um die musischen Muster in motorische umzuwandeln und sie so
hör- oder sichtbar zu machen. Das Musizieren oder Malen ist ein musisch kreativer – sensomotorisch kreativer Akt, zusammengebaut über die Globalintegration des Globalsystems. Zu einer Verschmelzung beider Kreativanteile wie im
Sprach- und Schriftsystem ist es aber nicht gekommen, weil der eine Anteil in
der rechten, der andere in der linken Hemisphäre liegt.

Die musischen Teilsysteme gehören zu den «edelsten» Neuronenverbänden, denn sie «adeln» den Menschen.

Das emotionale Teilsystem

Im Altgroßhirn (limbischer Hirnanteil beider Hemisphären) liegt das umfangreichste Teilsystem, das für den Aufbau der Emotionen ausdifferenziert worden ist und mit seinen Detektorneuronen auf angeborene und erworbene Weise auf Wahrgenommenes, aber auch auf Gedachtes im Globalsystem reagiert, indem es diese Musteranteile kopiert, emotional ausbaut und wieder ans Globalsystem zurückgibt. Daraus resultiert die Stimmung. Es kann sich um konträre Stimmungen handeln, wie z.B. die Gegensatzpaare Freud – Leid, Liebe – Hass oder Lust – Unlust, oder um unipolare wie Vergnügtsein, Spaßhaben, Sehnsucht, Trauer oder Angst; Wut und Aggression werden von Neuronen in der Amygdalakerngruppe aufgebaut.

Emotionales Verhalten. Werden die emotionalen Muster in die Globalintegration übernommen und voluptiv ausgebaut, kommt es zu einem entsprechend emotionalen Verhalten, z.B. Freudensprung, «Weingesicht», Fäustchenmachen, Zunge-Herausstrecken etc.

Angst. Das emotionale Teilsystem ist das heikelste System, weil es beim Zusammenbruch als letztes, einfachstes Musteraufbauvermögen Angstmuster hervorbringt, die zum Freitod führen können.

Das instinktive Teilsystem

Nachdem sich aus den Zwischenneuronen der meidenden und gewinnenden Fremdreflexe im Hypothalamus und im limbischen Hirnanteil Instinktsysteme entwickelt haben (Abb. 22, S. 58), die ihre Muster nicht mehr direkt der Motorik und den vegetativen Steuerungssystemen übergeben können, hat sich ein instinktives Teilsystem im Altgroßhirn (limbischer Hirnanteil) entwickelt, das die verschiedenen Instinktmotivationen übernimmt und nach dem Gesetz der Hierarchie so zusammenbaut, dass es nicht zum Konflikt kommt (z.B. kein gleichzeitiges Essen und Fliehen). Um motorisch verwirklicht zu werden, muss das Globalsystem die Muster dieses instinktiven Teilsystems übernehmen, was für den Willen bedeutet, sich instinktiv motivieren zu lassen. Wenn dies die Globalintegration tut, werden die instinktgeprägten Willensmuster über das sensomotorische Teilsystem in Instinktverhalten umgesetzt: bezüglich der 5 Meidinstinkte in Ausscheidungs-, Wärmeregulierungs-, Körperpflege-, Schmerzmeid- und Sicherungsverhalten oder bezüglich der drei Gewinninstinkte in Ernährungs-, Kumpan- oder Sexverhalten.

Das Globalsystem kann die Instinktmotivation verweigern, was ihm aber schwer fällt. Dafür kann es umgekehrt auch Instinktverhalten mimen.

Das retikuläre Teilsystem

Analog dem vegetativen Wahrnehmungssystem existiert auch ein efferentes retikuläres Teilsystem, das sowohl die Verhaltens- wie die Emotionsmuster im Globalsystem kopiert und bedarfsangepasst umbaut, um diese umgebauten Muster an die vegetativen Steuerungseinheiten des Zwischenhirns und des Stammhirns weiterzugeben. Diese vegetativen Steuerungseinheiten wiederum organisieren die Energie für das motorische Vorhaben und begleiten das emotionale Erleben im Sinne einer sichtbaren emotionalen Kommunikation (erröten, erblassen, weinen etc.).

Das retikuläre Teilsystem ist eine Art vegetativer Integrator, der wegen seiner Fähigkeit, das kopierte motorische und emotionale Muster in ein vegetatives Verteilungsmuster umzubauen, zum Integrator gezählt werden kann. Es kann aber auch, vom ganzen, phylogenetisch alten retikulären Systemekomplex her gesehen, als der Kopf dieses Komplexes betrachtet werden, der aus dem Globalsystem herauskopiert, was ihn angeht.

Das Unbewusste

Vordergründig erleben wir uns bewusst und voller Wünsche. Hintergründig jedoch wird unser Denken, Handeln und Erleben von einer Vielzahl unbewusster Integratoraktivitäten entscheidend mitbestimmt. Treten Störungen im Denken, Erleben oder Verhalten auf, wird dieses unbewusste Geschehen analysiert. Dabei zeigt sich, dass das Unbewusste nicht nach den Gesetzen der Außenwelt, also logisch denkt, sondern traumhaft assoziativ, ohne Ursache/Wirkung oder Gegensätzlichkeit. Auch drückt sich das unbewusste Geschehen in Symbolen aus und spricht auf Symbole an. C. G. Jung fand, dass viele dieser Symbole für alle Menschen verständlich sind und schloss auf ein kollektives Unbewusstes mit archetypischer Struktur.

Die Entwicklung der integrativen Fähigkeiten

Das «große» erste Lebensjahr. Nachdem das Kind im 9. Monat krabbelnd die erreichbare Umwelt zu explorieren begonnen hat, erreicht es bereits im 1. Lebensjahr einen ersten integrativen Höhepunkt. Es setzt Instrumentalverhalten ein (Essen mit dem Löffel), erkennt sich im Spiegelbild und beginnt erste Wörter zu sprechen.

Mit 2 Jahren interessiert es sich für alles und fragt nach dem Warum (Beginn des kausalen Denkens), obwohl es noch in der magisch-archaischen Welt des Märchens lebt, die es erst im 5. Lebensjahr klar von der Wachwelt und vom Traum unterscheidet.

Phylogenese. Der Integrator im menschlichen Gehirn wurde vor 2 Mio. Jahren spontanaktiv und begann damit sich selbst zu integrieren; das Gehirn wog damals nur etwa 700 g, was der Hälfte seines heutigen Gewichtes entspricht. Bald darauf begann der Urmensch Werkzeuge einzusetzen. Die Außenwelt wurde jedoch noch als eine archaische, von Geistern bewohnte Welt erlebt, was sich erst vor einigen tausend Jahren änderte, als die Geister in den Himmel oder die Hölle verbannt wurden (Spätarchaik).

Das logische Denken hingegen erreichte im Abendland erst um 500 v. Chr. in Griechenland einen ersten Höhepunkt, um schließlich in neuerer Zeit über die mathematischen Glanzleistungen der Naturwissenschaften weit in den Bereich der Atome und des Weltalls vorzudringen; diese Entwicklung birgt große Chancen, aber auch Risiken in sich, je nachdem, was man daraus macht.

Die integrativen Störungen

Entsprechend dem Aufbau des Integrators gibt es:
- Störungen des *Globalsystems*, welches immer mitbetroffen ist, wenn irgendwo im Großhirn ein Schaden entsteht, da sich dieses System über die ganze Hirnrinde erstreckt. Die Kinder werden stumpf, teilnahmslos, langsam, leicht ermüdbar, einfallsarm, ablenkbar, kritiklos, denkschwach, haben ein gestörtes Erinnerungsvermögen, können sich nicht konzentrieren, sind zerfahren, begeisterungsunfähig etc.; man spricht vom psychoorganischen Syndrom (POS).
- Störungen der *Teilsysteme* (Abb. 27), mit Störungen oder verzögerter Entwicklung von Wahrnehmung und Erkennen (Dysgnosie), Sensomotorik (Dyspraxie), Sprache (Dysphasie), Schrift (Dyslexie, Dysgraphie), Rechnen

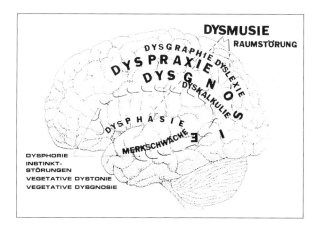

Abb. 27. Geographie der Teilleistungsstörungen.

(Dyskalkulie), Raum/Körper-Orientierung (Hemineglect), Frischgedächtnis (Merkschwäche), musischem Erleben und Schaffen (Dysmusie), Emotionalität (emotionale Labilität, Dysphorie bis hin zur Depression), Instinkten (Verhaltensstörungen) und retikulärem Teilsystem (vegetative Dystonie). Oft finden sich leider mehrere Teilleistungsstörungen im Sinne der Mehrfachbehinderung, die um so schwerer ins Gewicht fallen, als dabei stets auch die Globalleistungen des Globalsystems erheblich mitgestört sind.

Als Hauptursachen gelten:
– organische Schäden, die zumeist schon vor der Geburt entstehen
– Fehlverschaltungen (Psychopathien)
– zu viel Bahnung (Erethismus)
– zu viel Hemmung (Autismus)
– ungünstige Umwelteinwirkungen (Neurosen und Psychosomatosen).

Rehabilitation

Teilleistungen. Für die Rehabilitation der Teilleistungen haben sich verschiedene Spezialgebiete entwickelt:
– für die *Wahrnehmungsstörungen* die Wahrnehmungstherapien, z.B. die sensorische Integration, die Hörschulung, Sehschulung etc.
– für die *motorischen Störungen* die Heilgymnastik mit ihren verschiedenen Weiterentwicklungen, ferner die Vojta- und die Bobath-Methode, Ergotherapie, sensorische Integration etc.
– für die *Sprachstörungen* die Sprachtherapie, für das Lesen, Schreiben und Rechnen die Legasthenie-Therapie
– für das *engrammierende Teilsystem* die Gedächtnistrainings-Programme, wie sie z.B. die Neuropsychologen anwenden
– für die *Raum/Körper-Orientierung* die sensorische Integration
– für die *musischen Systeme* die Kunsttherapie (Musik, Gestalten)
– für die *Emotionalität* die Zuwendung, die Musiktherapie etc.
– für die *Instinktstörungen* die Kunsttherapien, die Ergotherapie und das Autogene Training.

Globalintegration. Weil die Teilsysteme eng mit dem Globalsystem zusammenarbeiten, fördert jede Teilleistungstherapie auf ihre Weise auch die Globalintegration. Allerdings ist es günstig, wenn auch die Globalintegration durch spezielles Fordern gefördert wird; das Denkvermögen z.B. mit Denkaufgaben (Kreuzworträtsel, Schachspiel etc.), der Wille mit Sport (unter Einbezug des Gleichgewichtes wie beim Radfahren, Segeln, Surfen, Reiten etc.) und das Erlebnisvermögen mit Kunsttherapie, Hintergrundmusik, Duftnote (Aromatherapie), Tanz und positiver Stimmung der Therapeutin bzw. des Therapeuten.

Bei neurotischen Fehlentwicklungen kommen Gesprächstherapie, Psychoanalyse, Autogenes Training mit positivem Tagträumen, Verhaltenstherapie etc. zum Einsatz.

Motivation. Weil die Motivation aus der Emotion entspringt und ohne sie keine Rehabilitation möglich ist, muss die Motivation stets mitgefördert werden. Das Kind zeigt eine ausgesprochen starke Motivation zum Spielen. Also wird die Rehabilitation spielerisch und je nach Ermüdbarkeit des Kindes abwechslungsreich gestaltet. Der Therapieraum soll einladend aussehen, bereichert mit einer Duftnote von Blumen oder Bäumen und mit Musikinstrumenten, auf die immer wieder ausgewichen werden kann, um das Kind zu faszinieren.

Rehabilitation ist nicht nur technisches Können, Rehabilitation ist vorwiegend eine Kunst.

Zusammenfassung

Das größte Neuronensystem hat integrative Funktion und heißt daher Integrator. Dank spontanaktiver Neurone vollbringt der Integrator einerseits als Globalsystem die globalen Leistungen Denken, Erleben und Wollen, andererseits über die 18 Teilsysteme die Teilleistungen, die nach dem Gesetz der Wechselwirkung stets mit der Globalintegration in einseitiger oder wechselseitiger Beziehung stehen. Jede der drei Globalleistungsdimensionen hat ihre Teilleistungssysteme. Die Störungen sind für die Teilleistungen örtlich umschrieben, für die Globalleistung dagegen können sie irgendwo lokalisiert oder diffus im ganzen System verteilt sein.

Summary

The largest neuronal system has an integrative function and is therefore named integrator. Due to spontaneously active neurons the integrator creates as global system thinking, experience and will, on the other hand via the 18 partial systems the partial patterns (e.g. language, perception, emotion), which interact with the global integration according to the law of reciprocal and one-way action. Each of the three global functions has its partial systems, e.g. the global function 'will' uses its partial system 'sensorimotor system' to transform will into movement. Disturbances of the partial system have local impact, whereas disturbances of the global system can be located anywhere or distributed diffusely in the whole system.

Kommunikation

Die Kommunikationsentstehung

Schon die Tiere kommunizieren untereinander über die Lautgebung und über den mimischen und gestischen Ausdruck. Dabei handelt es sich allerdings nicht um Sprache, sondern um instinktgesteuerte Reaktionsmuster, z.B. Angst, Flucht- oder Kampfbereitschaft, Brunststimmung etc. Beim Menschen hingegen sind mit der Entwicklung des Neuhirnes und seines geistigen Leistungsvermögens zwei verbale und zwei nonverbale Kommunikationsmöglichkeiten hinzugekommen, so dass 5 Kommunikationssysteme zur Verfügung stehen:
limbische Lautäußerung, Mimik und Gestik
verbale Kommunikation:
– akustisch-verbale Kommunikation (Sprache)
– visuell-verbale Kommunikation (Schrift)
nonverbale Kommunikation:
– akustisch-musische Kommunikation (Musik)
– visuell-musische Kommunikation (Zeichnen, Malen).

Die *limbische Lautäußerung* stammt aus der «Urmensch-Instinktvorstufe» (noch heute ist jedes Tier ein Instinktwesen). Diese Lautäußerung hat sich in den letzten 2 Mio. Jahren nicht weiterentwickelt. Wohl aber wurde die limbische Mimik und Gestik mit zunehmender Sprachverfeinerung vielfältiger und differenzierter.
Die Sprache. Vor etwa 2 Mio. Jahren begannen die Urmenschen (Homo habilis), sich verbal zu verständigen. Zum Vergleich sei angeführt, dass ein Kind schon mit 1 Jahr erste Wörter spricht und zu diesem Zeitpunkt bereits das Hirngewicht der Urmenschen vor 2 Mio. Jahren (etwa 700–800 g) erreicht hat. Der geistig aktiv gewordene Integrator begann, seine langsam zunehmende Fähigkeit zu denken in Worte zu fassen. Daraus hat sich inzwischen ein gewaltiges Neuronennetz entwickelt, das allein für die Muttersprache über 100 000 Wörter aufnehmen und überdies Fremdsprachen dazulernen kann.
Die Schrift. Sehr viel später, erst vor einigen tausend Jahren, kam zur Sprachentwicklung die Entwicklung der schriftlichen Verständigung hinzu, die die gleichen Leistungen wie die Sprache erbringen kann.
Die Entwicklung der *musischen Fähigkeiten* reicht viel weiter zurück als die des schriftlichen Kommunikationsvermögens. Allerdings sind die ältesten Male-

reien nicht über 35 000 Jahre alt. Doch schon beim Herstellen von Werkzeugen vor ungefähr 2 Mio. Jahren (Faustkeile, Schaber) zeichnete sich ein Sinn für Ästhetik ab, der dann vor 35 000 Jahren durch das visuell-musische Teilsystem weiter ausgebaut wurde.

Die limbische Lautäußerung, Mimik und Gestik

Die *limbische Lautäußerung* ist die älteste akustische Kommunikationsform, die – instinktgesteuert – Stimmungen zum Ausdruck bringt. Diese Instinkte haben ihre Neurone vor allem im Hypothalamus und im limbischen Hirnanteil bzw. Altgroßhirn und geben ihre Aktivitätsmuster über das instinktive Teilsystem dem Globalsystem weiter, von wo sie sensomotorisch ausgedrückt werden. Sie sind aus den Zwischenneuronen der Fremdreflexe entstanden und, analog den Fremdreflexen, in Gewinn- und Meidinstinkte unterteilbar, die alle ihre spezifischen Laute hervorbringen können: z.B. den Angstschrei des Sicherungsinstinktes, das Stöhnen des Schmerzmeidinstinktes, das Zähneklappern beim Kältemeidinstinkt etc. Ein Beispiel für Gewinninstinkte ist das langgezogene Mmm, wenn etwas Feines entdeckt wird. Auslöser ist der Ernährungsinstinkt, der auch Schmatzen hervorruft. Der Kumpaninstinkt führt zu vielen Lautäußerungen, vom Sich-Räuspern über das langgezogene Äää als Aufforderung zum Warten, dem Drohschrei bei Kumpanaggression bis zum Weinen als Hilfeappell. Typisch für den Sexinstinkt ist das Sexstöhnen.

Mimik und Gestik sind die ältesten motorischen Kommunikationsformen, die auch beim Sprechen gerne miteinbezogen werden und damit den Stellenwert des Gesagten unterstreichen. Sie sind ebenfalls Stimmungsanzeiger, wie die geballte Faust, der angehobene Zeigefinger, die herausgestreckte Zunge, das Weingesicht oder das Lachgesicht mit globalintegrativ äußerst feinen Nuancierungen vom diskret verschmitzten Lächeln bis hin zum schallenden Lachen oder aggressiven Auslachen.

Gebärdensprache. Globalintegrativ wurde für taubstumme Kinder auch eine Gebärdensprache entwickelt, die ebenso erlernt werden muss, wie man eine Fremdsprache lernt. Die Nuancen der Lautsprache aber erreicht sie nie. Auch bleiben, wenn nur sie benutzt und keine Lautsprache hinzugelernt wird, mehrere Milliarden Sprachneurone ungenutzt; die Erfahrung zeigt, dass Kinder beim Benutzen der Gebärdensprache die Lautsprache vernachlässigen. Sie verstehen bald die lautsprechenden Leute nicht mehr und isolieren sich akustisch. Es ist begrüßenswert, dass mit den modernen akustischen Kompensationsmöglichkeiten (z.B. Cochlea-Implant) die Lautsprache wesentlich verbessert werden kann.

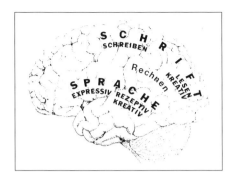

Abb. 28. Die verbalen Kommunikationssysteme (Sprache, Schrift).

Die verbale Kommunikation

Das Sprachsystem

Das Sprachsystem des Menschen als Teilsystem des Integrators besteht,
analog dem Hirn (ihm selbstähnlich), aus 3 Anteilen (Abb. 28) mit unterschied-
licher Bedeutung:

– Rezeptiver Anteil, der die gelernten Sprachmuster speichert
– Kreativer Anteil, der die Gedanken in akustisch-sensomotorische Wortmuster umwandelt
– Expressiver Anteil, der die Wort- und Satzpläne in Einzelphoneme aufgegliedert ausdrückt.

Der *Rezeptivanteil* liegt beim Rechtshänder temporo-parietal links. Er
kopiert verkleinernd alle Sprachmuster, die über das Gehör und das Hörwahr-
nehmungssystem ins Globalsystem gelangt sind, aus dem Globalsystem heraus
und vergleicht sie mit seinen gespeicherten Wort- und Satzplänen aus früher
Gehörtem in seinem Gedächtnis. Mit diesen aufgerufenen Gedächtnismustern
ergänzt, werden die Wortmuster an die Globalintegration zurückgegeben, die
diese ergänzten Muster versteht und sich damit auseinandersetzt. Das Kind
kann jetzt verstehen, was die Mutter sagt, und darüber nachdenken.

Sind keine früher eingegangene Wörter da, lernt der Integrator mit der
Zeit, was immer wiederkehrende Wörter in der gleichen Situation bedeuten.
Diese Bedeutungszuordnung (Semantik) an die Wortpläne in diesem Systemanteil wird lebenslänglich verfeinert und mit der Entwicklung der Sprache verändert.

An diesen akustischen Anteil ist auch ein sensomotorischer mit sensomotorischen Engrammen aus den Sprechorganen angegliedert. Sobald das Kind
Wörter nachzusprechen beginnt, werden sowohl im akustischen wie im rezeptiven Anteil des sensomotorischen Teilsystems entsprechende akustisch-sensomotorische Doppelengramme aufgebaut.

Der *Kreativanteil* liegt im gleichen Areal wie der rezeptive, als semispezialisierter Globalsystemanteil aber in einer anderen Zellschicht (Abb. 23, S. 65). Er ist für das Umsetzen von Gedanken in entsprechende motorisch auszudrückende Wörter und Sätze verantwortlich. Dazu sucht er im Rezeptivanteil der Sensomotorik Pläne von Wörtern und Sätzen, die er aufruft, das heißt aktiviert. Diese Pläne sind beim Nachsprechen als Reafferenzen aus der Propriozeption und der Schleimhautsensibilität der Sprechorgane (Mund, Rachen, Kehlkopf, Brustraum) ins kinästhetische Wahrnehmungssystem und weiter in den Rezeptivanteil der Sensomotorik gelangt und dort gespeichert worden. Sie dienen dem Kreativanteil als Worthülsen, in die er die Gedanken steckt. Weil aber gleichzeitig mit dem sensomotorischen Eingang ein gehörter akustischer Eingang ins rezeptive Sprachteilsystem erfolgt ist, sind sensomotorisch-akustische Doppelhülsen entstanden, die der Kreativanteil stets als Doppelhülse aufruft und ins Globalsystem nimmt, damit sie globalintegrativ der Situation angepasst umgebaut (leise, fragend, mit Nachdruck etc.) und als «innere Sprache» gehört werden.

Der *Expressivanteil* schließlich, weiter vorne präzentral gelegen, der zum Spezialisten innerhalb der Sensomotorik geworden ist, kopiert den fertig erstellten sensomotorischen Anteil der Sprachpläne aus dem Globalsystem, um sie in Einzelelemente, Phoneme genannt, aufzugliedern und an das extrapyramidale und pyramidale System der Motorik beider Hirnhälften weiterzuleiten, über die sie akustisch wahrnehmbar ausgedrückt werden. Dieser Anteil kann auch, von der Sprachmotorik aus betrachtet, als ihr Kopf angesehen werden.

Die kreative Doppelkopie und die sensomotorisch-akustische Doppelreafferenz. Weil Sprache nicht nur Verstehen, sondern auch selbst Sprechen bedeutet, werden nicht nur die akustischen Muster durch langsames Erfassen ihrer Bedeutung einprogrammiert, sondern es werden auch die gehörten Worte nachgesprochen. Nachahmend werden vom Kreativanteil sensomotorisch-akustische Doppelmuster aufgebaut, von denen der sensomotorische Anteil ausgedrückt wird. Dieser führt zu einem «Erklingen der Motorik»; das sind die Worte, die als Reafferenz zurückkommen, und zwar sowohl über die Propriozeption und die Schleimhautsensibilität der Sprechorgane wie auch über das Gehör. Es handelt sich demnach um eine Doppelreafferenz. Diese wird mit der Kopie der kreativ aufgebauten Worte (eine akustisch-sensomotorische Doppelkopie) im Globalsystem verglichen, wodurch das Globalsystem feststellen kann, ob der Gedanke sprachlich richtig ausgedrückt worden ist oder ob der sensomotorische Anteil korrigiert werden muss. Stimmt das Gesprochene, wird die Doppelreafferenz als Sprechplan im sensomotorisch-akustischen Gedächtnis abgelegt. Andernfalls wird korrigiert.

Mathematisch stellen sich das Sprach- und das Schriftsystem analog der Sensomotorik dar, nämlich mit einem Kreativanteil als Zweiwegsystem, während sich der Rezeptivanteil als afferentes Einwegsystem und der expressive als efferentes Einwegsystem manifestiert. Für den Kreativanteil gilt die gleiche Formel wie bei der Sensomotorik (S. 67):

$$GM = KM \times A_{+/-GS} + R$$

A_{-GS} bedeutet globalintegrative Anregung des Kreativanteiles zum Suchen adäquater Wortpläne im Rezeptivanteil oder zum Nachahmen von neuen Wörtern.

Im afferenten wie efferenten Einwegsystem hingegen ist das kopierte Teilmuster gleich dem Original in der Globalintegration, lediglich massiv verkleinert.

Nachahmen. Unermüdlich ahmt das Kind die Mutter nach. Es wiederholt mehrmals die gehörten Wörter und Sätze, weil es, wie bei jedem anderen Üben, nur über dieses wiederholte Nachahmen das korrekte akustisch-sensomotorische Muster einspielen kann.

Sprachmelodie
Emotionen. Am Ausbau des sensomotorischen Sprechmusters in der Globalintegration beteiligt sich auch die Stimmung aus dem emotionalen Teilsystem (Zusammenspiel aller ansprechenden Teilsysteme über die Globalintegration). Abhängig vom emotionalen Muster in der Globalintegration wird die Sprache flüsternd oder laut, aggressiv oder wohlwollend, hilfsbereit, verliebt etc.
Musische Komponente. Stets fließen auch akustisch-musische Teilmuster in die Globalintegration ein, die die Sprache musisch-melodisch ergänzen, was sich bis zum Singen steigern kann.

Das Schriftsystem
Analog zum Sprachsystem hat sich das Schriftsystem entwickelt (Abb. 28), als hätte das visuelle System auch eine verbale Kommunikationsmöglichkeit aufbauen wollen, nachdem dies das akustische getan hat. Auch hier gibt es die 3 Anteile:
– rezeptiver für das Lesen
– kreativer, der das Gedachte in die schriftliche Form umsetzt
– expressiver, der die Schreibpläne in Einzelbuchstaben aufgliedert.
Der *Rezeptivanteil* ist das eigentliche Lesesystem, das die über den Sehsinn in die Globalintegration eingegangenen Buchstaben- und Wortmuster herauskopiert, um sie im Lesesystem mit den Gedächtnisinhalten zu ergänzen und an das Globalsystem zurückzugeben. Die Globalintegration des Globalsystems versteht nun das Gelesene, sie kann sich damit denkend und erlebend auseinandersetzen.

An diesen Anteil sind überdies vom Schreiben her sensomotorische Engramme aus der Hand angegliedert, so dass von einem visuell-sensomotorischen Doppelsystem mit den gespeicherten visuell-sensomotorischen Schriftplänen gesprochen werden kann.

Der *Kreativanteil* stellt den halbspezialisierten Globalsystemanteil in diesem Teilsystem dar, der beim Rechtshänder ebenso wie der rezeptive parietal links liegt, wenn auch nicht in der gleichen Zellschicht. Will das Kind nicht nur lesen, sondern auch schreiben, ruft dieser Anteil entsprechende Wort- und Satzpläne in Form von visuell-sensomotorischen Doppelengrammen auf (da beim Schreiben sowohl propriozeptive und taktile Reafferenzen aus der Schreibhand als auch visuelle Reafferenzen aus dem Sehwahrnehmungssystem eingelaufen sind), um sie in die Globalintegration zurückzunehmen. Dort wird der sensomotorische Musteranteil der Beschaffenheit des Papiers und des Schreibwerkzeugs (Bleistift, Schreibmaschine, PC) angepasst.

Der eingeübte *Expressivanteil* schließlich kopiert den sensomotorischen Anteil der definitiven Schreibpläne aus dem Globalsystem, baut sie präzentral zu Buchstabenfolgen (Graphemfolgen) um und leitet sie an die extrapyramidalen und pyramidalen Motoneurone für die rechte Hand auf der gleichen Seite, für die linke (z.B. beim Schreibmaschinenschreiben) über den Balken auf die rechte Seite weiter, damit sie zu Buchstabenfolgen ausgedrückt werden.

Doppelkopie - Doppelreafferenz. Beim Schreiben wird eine visuell-sensomotorische Doppelreafferenz zurückgeleitet, die mit der zurückgebliebenen visuell-kinästhetischen Doppelkopie des ausgeführten Schreibplanes im Globalsystem verglichen wird. Stimmen sie nicht überein, ist ein Fehler passiert, es wird sensomotorisch korrigiert.

Die *Emotionen* drücken sich beim Schreiben weniger in der Größe oder Dicke der Schriftzeichen, als vielmehr in der Wortwahl aus.

Erlernt wird das Schreiben durch nachahmendes Üben, bis die sensomotorischen Bewegungspläne der Schreibhand stimmen. Für Sprachen mit einer Buchstabenschrift müssen expressiv lediglich die einzelnen Buchstaben einprogrammiert werden, vorausgesetzt, man lernt auch die nicht ausgesprochenen Buchstaben als die Relikte vergangener Zeiten (vor allem im Französischen und Englischen sehr schwierig für die Kinder). Mit nur 25 Buchstaben können die über 100 000 Wörter der Sprache zusammengestellt werden. Bei der chinesischen Schrift hingegen muss jedes Schriftzeichen speziell einprogrammiert werden, was zu einer unvergleichlichen Mehrbelastung der Schulkinder führt.

Rezeptiv werden allerdings auch bei der Buchstabenschrift Wortstämme zu meist 5 Buchstaben im Sinne von Wortzeichen erfasst und entsprechend auch kreativ als wortstammbetonte Pläne wieder aufgerufen.

Das Rechensystem

Das Rechensystem ist ein spezielles, nur kreatives Teil- und damit Zwei-wegsystem im Zusammenspiel mit der Globalintegration des Globalsystems, das die Zahlen, Buchstaben und Zeichen des Sprach- und Schriftsystems aus der Globalintegration entlehnt, indem das Rechensystem mit dem Kreativanteil des Sprach- und Schriftsystems über die Globalintegration zusammenarbeitet. Über das Globalsystem kommt es zum kreativ-kreativen Zusammenschluss. Entsprechend aktiviert das Globalsystem, das rechnen will, sowohl das Rechen-teilsystem wie das Sprach- und/oder Schreibteilsystem mit ihrem rezeptiven Zahlendepot, womit das Rechensystem stets alle Zahlen im Globalsystem zur Verfügung hat und die Resultate akustisch (z.b. beim Einkaufen) oder schriftlich (z.B. in der Buchhaltung) ausdrücken lassen kann.

Kreativ aber wird addiert, subtrahiert, multipliziert, dividiert, werden Wur-zeln gezogen, wird Differential- und Integralrechnen, Geometrie und fraktale Geometrie betrieben etc.; es kommt zu den rechenkreativen Leistungen.

Phylogenetisch gesehen handelt es sich hierbei um das jüngste Teilsystem, das bedeutende Entdeckungen auf dem Gebiet der Naturwissenschaften ermög-licht hat. Galilei hat richtig vorausgesagt, dass das Buch der Natur in Zahlen geschrieben stehe und man es nur entsprechend zu lesen brauche.

Die nonverbale Kommunikation

Die Musik

Analog dem Sprachsystem beim Rechtshänder, das in der linken Hirnhälf-te liegt, ist auf der rechten Seite des Hirnes ein großes Teilsystem für die non-verbale akustisch-musische Kommunikation lokalisiert. Es besteht aus 2 Antei-len:
– rezeptiver für das Musikhören
– kreativer für das Musikmachen (singen, Musikinstrumente spielen).

Rezeptiv werden nicht Wörter, sondern Melodien, die über das Gehör ins Globalsystem gelangt sind, aus der Globalintegration aufgegriffen (kopiert), bearbeitet und mit eventuell früher Gehörtem ergänzt. Wieder in die Globalinte-gration zurückgegeben, werden diese teilleistungsergänzten Muster vertieft mu-sisch erlebt und, wenn sie schon einmal gehört wurden, wiedererkannt.

Der *Kreativanteil* im gleichen Areal wie der rezeptive, aber in anderer Zell-schicht, wird dann aktiv, wenn das Kind selbst singen oder ein Musikinstrument spielen möchte. Dieser semispezialisierte Globalsystemanteil im akustisch-musi-schen Teilsystem ruft Singpläne oder Spielpläne für ein Musikinstrument auf, um sie, in die Globalintegration zurückgeholt, bezüglich Lautstärke, Tempo etc.

der Situation (z.B. der Größe des Saales), aber auch der Stimmung (durch das emotionale Teilsystem mitbestimmt) anzupassen (interpretieren). Werden keine Pläne gefunden, kreiert dieser Systemanteil Neuschöpfungen, er komponiert oder improvisiert.

Expressiv ist hier kein spezieller sensomotorischer Neuronenverband ausdifferenziert worden, wie bei der Sprache oder eingeübterweise bei der Schrift, sondern es ist der Kreativanteil des sensomotorischen Teilsystems vorwiegend auf der gegenüberliegenden Hirnhälfte, der diese kreativ zusammengestellten musischen Pläne aus der Globalintegration übernimmt. Das tut er dann, wenn die Globalintegration das musische Muster nicht nur erleben, sondern auch darstellen will. In diesem Falle kommt es über das Globalsystem zum musisch-sensomotorischen Zusammenspiel. Findet der sensomotorische Kreativanteil keine schon früher einmal verwirklichten Pläne, um sie aufzurufen, schafft er neue. An die Globalintegration zurückgeleitet, werden sie vom expressiven Anteil verkleinert kopiert und in Kineme aufgegliedert (d.h. kinematisch) über die Motorik beider Hirnhälften ausgedrückt. Es kommt zu den Kinemmusterfolgen für das Spielen eines Musikinstrumentes oder im Zusammenspiel mit dem Sprachsystem zu den melodischen Phonemfolgen beim Singen.

Akustischmusische-sensomotorische Doppelreafferenz. Das musikalisch Geschaffene gelangt sowohl über die Kinästhesie und Somästhesie als auch über das Gehör ins Globalsystem und wird als akustischmusische-sensomotorische Doppelreafferenz mit der im Globalsystem zurückgebliebenen Kopie des realisierten akustischmusischen-sensomotorischen Instrumentenspielplanes verglichen und in seinem sensomotorischen Anteil je nach Gutdünken korrigiert. Dasselbe gilt für das Singen über das Sprachsystem anstatt über das sensomotorische oder beim gleichzeitigen Singen und Instrumentespielen über beide Teilsysteme koordiniert.

Mathematisch arbeiten beim musischen Gestalten 2 Zweiwegsysteme mit 2 afferenten Einwegsystemen, aber nur einem efferenten Einwegsystem zusammen. Die Formel für die musische Gestaltung lautet entsprechend:

$$GMu = Tmu \times A_{+/-m} + Tsm \times A_{+/-S} + R$$

GMu = Musisches Globalgestalten; Tmu = musischer Teilsystembeitrag; Tsm = semsomotorischer Beitrag; A_{+m} und A_{+S} = die unterschiedlichen Globalsystemhemmschwellen für das musische und sensomotorische Teilsystem, A_{-m} und A_{-S} = Fördern dieser beiden Teilsysteme; R = die übrigen Muster im Globalsystem; $A_{+/-}$ = Schwellenbereich des Globalsystems zwischen Abdämpfen und Fördern.

In dieser Formel enthalten sind die musischen und sensomotorischen Beiträge für die Globalgestaltung. Der sensomotorische efferente Anteil hingegen kopiert lediglich den sensomotorischen bzw. beim Singen den sprachlichen Anteil des Globalmusters (oder beide), um ihn motorisch zu verwirklichen. Entsprechend ist er im Expressivanteil sensomotorisch bzw. sprachlich gleich wie im Globalsystem, nur viel kleiner, wird dafür aber kinematisch bzw. phonematisch umgebaut (s. auch S. 67/68).

In den verschiedenen Kulturkreisen wird das musikalisch-musische Teilsystem gleich wie das Sprachsystem verschieden programmiert, so dass es wünschenswert wäre, wenn das Kind Musik aus allen Kulturen angeboten bekäme, um seine musischen Fähigkeiten breit gefächert zu fördern.

Das Zeichnen/Malen
Analog dem akustisch-musischen Teilsystem ist das visuell-musische aufgebaut aus einem
– rezeptiven Anteil für das Erleben von Bildern, Statuen, Bauwerken etc. und einem
– kreativen Anteil für eigenes Zeichnen, Malen, Gestalten etc.

Der *Rezeptivanteil* kopiert kulturspezifisch gesehene Bilder, Bauwerke etc. aus dem Globalsystem, die über das visuelle Wahrnehmungssystem in die Globalintegration eingeflossen sind, um sie in ihren musischen Werten zu verstärken und an die Globalintegration zurückzugeben, wodurch sie um so intensiver musisch erlebt werden.

Sind Engramme von früher Gesehenem da, wird das früher Erlebte reaktiviert und globalintegrativ wiedererkannt.

Kreativ werden wiederum vom semispezialisierten Globalsystemanteil im gleichen Bereich, in dem auch der rezeptive liegt, jedoch in einer anderen Zellschicht, musische Pläne aufgerufen oder aber neue geschaffen, in die im Zusammenspiel mit der Globalintegration auch emotionale Momente einfließen. Es entstehen Reproduktionen oder neue Kunstwerke.

Expressiv werden diese kreativ aufgebauten und von der Globalintegration vollendeten sowie gewollten Pläne für Zeichnungen, Gemälde, Statuen, Bauwerke, Stickereien, Teppiche etc. zuerst vom Kreativanteil der Sensomotorik aus der Globalintegration aufgegriffen und zu sensomotorischen Plänen umgebaut, die wiederum in die Globalintegration zurückgeleitet werden. Über den Willen der Globalintegration kommt es demnach zu einem musischkreativen-sensomotorischkreativen Zusammenschluss. Aus der Globalintegration wiederum kopiert der Expressivanteil der Sensomotorik die fertig erstellten musisch-sensomotorischen Pläne, um sie zu Kinemmusterfolgen aufgegliedert in die kreativ gestaltenden Hände weiterzugeben und dadurch auszudrücken bzw. zu verwirklichen.

Das Einüben dieser Künste bedeutet auch hier das Aufbauen verfeinerter Bewegungspläne für die Hände, was über den Vergleich der visuellmusischen-sensomotorischen Reafferenz mit der zurückgebliebenen Kopie des ausgeführten visuellmusischen-sensomotorischen Schaffensplanes im Globalsystem zustandekommt. Der sensomotorische Ausführungsplan wird so lange korrigiert, bis er mit dem visuell-musischen Vorstellungsplan übereinstimmt.

Die Entwicklung der Kommunikation beim Kind

Die Kommunikationssysteme nehmen zentro-temporo-parietal sowohl in der rechten wie in der linken Hirnhälfte einen großen Raum ein. Ihre Entwicklung beginnt mit dem ersten Schrei des Neugeborenen.

Der erste Schrei ist die erste «Kommunikation» des Neugeborenen. Er ist ein Ausdruck des Schreckens darüber, von der warmen Welt des Fruchtwassers, wo das Kind geborgen war, durch einen engen Kanal hindurch in eine andersartige, fremde Welt und an die für das Baby zunächst ungewohnte Luft gepresst worden zu sein. Schreit das Kind nicht, bekommt es einen Klaps auf den Po, um einen Schmerzschrei zu provozieren, denn hierbei kommt die Atmung und die Umstellung des Kreislaufes in Gang. Beim ersten Atemzug (Luftholen zum Schreien) werden durch die Brustkorberweiterung die Lungen soweit gedehnt, dass ein Unterdruck im Brustraum entsteht, der nun das Blut aus der rechten Herzkammer in die Lungen ansaugt. Dabei wird der Ductus Botalli, ein Kreislauf-Kurzschluss zwischen großem und kleinem Kreislauf, für immer verschlossen.

Die Neurone, die diesen Angstschrei aufbauen, befinden sich nicht wie diejenigen für die Sprache im Neugroßhirn, sondern im emotionalen Teilsystem des Altgroßhirnes und geben ihre Signale über das Globalsystem ans sensomotorische Teilsystem weiter. Es handelt sich um eine nonverbale Stimmungsäußerung und damit um eine limbische Lautgebung, wie sie auch unsere nächsten Verwandten im Tierreich in über 30 verschiedenen Lautäusserungen zustande bringen.

Die *limbischen Lautäußerungen* sind bei der Geburt bezüglich des Angst-, Schmerz- und Hungerschreies bereits funktionstüchtig entwickelt; zu ihnen kommen bald weitere Lautgebungen hinzu, so das freudige Mmm oder das abweisende Brrr, später das staunende Oh, Ah oder das Ekel ausdrückende Wä etc. Es handelt sich um Laute, die von Menschen aller Sprachen und Kulturkreise verstanden werden.

Mimik und Gestik. Ebenfalls universal sind die limbische Mimik und Gestik. Bereits bei der Geburt entwickelt sind das Schreigesicht und das zufriedene Trinkgesicht. In der 6. Woche folgt erstmals das freudige Lächeln, das die Mutter-Kind-Beziehung enorm vertieft. Mit 9 Monaten gelingt das Abschiedswinken, mit 2 Jahren kann sich das Kind in Trotzstimmung auf den Boden werfen und sogar mit der Stirn gegen den Boden schlagen.

Sprachbegleitende Gestik. Mit zunehmendem Alter verfeinern sich die die Sprache begleitenden Gesten, so das Kopfnicken bei Einverständnis oder das Kopfschütteln, wenn das Kind nicht einverstanden ist. Das Reichen der Hand und das Küssen bei Begrüßung oder Abschied sind bereits bei Primaten (z.B. den Schimpansen) anzutreffen und in allen Kulturen verbreitet. Die Gestik kann so sehr verfeinert sein, dass schon ein angedeutetes Augenzwinkern Einverständnis signalisieren kann.

Für Kinder mit Sprachschwierigkeiten ist die sensomotorische Ergänzung durch Mimik und Gestik eine wesentliche Verständigungshilfe, abgesehen davon, dass die kinästhetisch besser erinnerbaren Gesten assoziativ die entsprechenden Worte erinnern helfen.

Lallen. Auch das Lallen ist eine limbische Lautäußerung über die Sensomotorik, die im 3. Lebensmonat einsetzt und etwa $1^1/_2$ Jahre lang anhält, unabhängig davon, ob das Kind seine Lall-Laute hört oder nicht. Sie täuschen daher gerne über eine Schwerhörigkeit hinweg.

Das *Sprachsystem* hat sich aber nicht aus diesem Lallen heraus entwickelt. Es hat primär nichts mit dem Altgroßhirn (Archicortex, limbischer Hirnanteil) zu tun, sondern ist eine neue Leistung des Neuhirns (Neocortex, Neocerebrum). Der Integrator hat hierfür im Neocortex, für den Rechtshänder zentroparieto-temporal links, Neurone ausdifferenziert, die sein geistiges Leistungsvermögen in Worte fassen und ausdrücken. Beim Kleinkind ist diese delegierte Teilsystemausdifferenzierung im 3. Lebensmonat so weit entwickelt, dass das System erste Silben aufnehmen kann. Die Mutter übernimmt die Lall-Laute des Kindes und wandelt sie spielerisch ab; dies wird vom Kind nachgeahmt und im Sprachsystem abgelegt. Auf diese Weise werden in der präverbalen Phase Silben und Silbenreihen einprogrammiert, aus denen bis zum Ende des 1. Lebensjahres die ersten Worte entstehen.

Mit 2 Jahren folgen die bekannten Zweiwortsätzchen. Das Kind kann jetzt auch seinen Namen sagen. Einer alten Faustregel entsprechend werden nun pro Jahr Sätze aus ebenso vielen Wörtern aufgebaut, wie das Alter Jahre zählt. Dies gilt bis zum 5. Lebensjahr.

Mit 3 Jahren ist die Ich-Form und mit 4 die Wir-Form erobert. Auch spricht das Kind jetzt immer längere Sätze zunehmend schneller, bis es bei der Einschulung bei etwa 100 Wörtern pro Minute angelangt ist. Für einen Wortschatz von 100 000 Wörtern bedarf es allerdings noch einiger Jahre Schulunterrichtes in der Muttersprache.

Das *Vermögen zu lesen und zu schreiben* wird erworben und entwickelt sich ohne den inneren Drang, wie ihn das Globalsystem für das Sprechenlernen entwickelt. Es setzt ab etwa dem 4. Lebensjahr ein, so dass bei schwerhörigen Kindern schon jetzt das Lesen hinzugenommen werden kann, um das Sprechenlernen zu unterstützen.

Rechnen. Ab dem 4. Lebensjahr beginnt sich der Sinn für Mengen und Zahlen zu entwickeln, der sich spontan lediglich auf eins, zwei und viel erstreckt. Ohne Anleitung bleibt es bei diesem rudimentären Rechnen.

Das *akustisch-musische Gestalten und Erleben* setzt fast ebenso früh wie die Sprachentwicklung ein, indem das lallende Kind die Tonhöhen variiert. Im 2. Lebensjahr summt und singt es bereits vor sich hin, allerdings noch nicht rhythmisch und melodisch, selbst wenn es in seiner Umgebung rhythmisch und melodisch vorgesummte Lieder hört. Auch zeigt es großes Interesse für Musikinstrumente, was die Musiktherapie bei Kleinkindern so beliebt macht. Ab dem 3. Lebensjahr beginnt das Summen und Singen rhythmisch und melodisch zu werden.

Zeichnen und Malen. Schon bevor das Kind laufen kann, beginnt es zu kritzeln, aber nur kurz und ohne Interesse für das Gekritzelte. Erst im 3. Lebensjahr kann es angeben, was die Linien und Knäuel bedeuten, die es gekritzelt hat. Im 4. Lebensjahr zeichnet es den köstlichen Kopffüßler, ein Ausdruck dafür, dass das Kind erst den Kopf und die Beine, etwas später auch die Arme des Menschen musisch zur Kenntnis genommen hat, während dies vom Körperschema her gesehen schon im 1. Lebensjahr und visuell bereits nach dem 3. Lebensmonat korrekt und in richtiger Körperproportion der Fall war. Ab dem 6. Lebensjahr wird der Rumpf zur Kenntnis genommen. Die richtigen Proportionen und die dritte Dimension muss es allerdings noch lernen.

Die Bedeutung der Kommunikation

Der Reichtum an Kommunikationsmöglichkeiten und die riesige Anzahl Neurone, die hierfür zur Verfügung stehen (Größenordnung: 20% aller Großhirnneurone), unterstreichen die Bedeutung der Kommunikation für den Menschen. Er ist als Kommunikationswesen geboren, und nur über diese Kommunikation konnte überhaupt eine Kulturvermittlung zustande kommen. Zudem beteiligen sich über die Kommunikation viele Integratoren an denselben kulturellen Leistungen, die dadurch um so reichhaltiger und überindividuell werden.

Störungen der Kommunikation

Die Störungen dieser Systeme gehen beim Kind zumeist auf das Leben vor der Geburt zurück. Sind bei der Geburt dann zu wenig Neurone vorhanden, wird die Entwicklung verzögert und gestört. Nicht alle Neuronenverbände für die Kommunikation sind gleich stark geschädigt, so dass sich unterschiedliche Störungsbilder ergeben.

Limbische Lautäußerung und Mimik/Gestik. Organische Störungen auf diesem «tiefen» Niveau finden sich nur bei sehr schweren Hirnschäden mit Mehrfachbehinderung. Das Altgroßhirn ist robuster als das Neugroßhirn. Die Wahrscheinlichkeit, dass alle Kommunikationsmöglichkeiten des Neugroßhirnes (ausser der Sensomotorik) geschädigt werden, während das Altgroßhirn mit der limbischen Lautgebung 100%ig leistungsfähig bleibt, ist viel größer, als dass das Umgekehrte der Fall wäre. Überdies kann ein Überwiegen der Hemmneurone diese Kommunikationsmöglichkeit schon im Säuglingsalter beeinträchtigen (z.B. beim Autismus oder bei Misshandlungen).

Sprache. Die Störungen der Sprache sind, entsprechend dem Aufbau des Sprachsystems aus 3 Teilen, vielfältig und treten häufig kombiniert auf.

Wernicke-Dysphasie. Vor allem die Störung des rezeptiven und die des kreativen Anteiles treten bei organischen Störungen zumeist gemeinsam auf, weil diese Systeme in demselben parietalen Areal für den Rechtshänder links angesiedelt sind, allerdings in unterschiedlichen Zellschichten. Das Kind kann die gehörte Sprache nicht gut speichern (vergisst sie immer wieder), und wenn es speichert, speichert es nur lückenhaft (paraphasisch). Gleichzeitig gelingt ihm der Abruf durch den Kreativanteil schlecht, d.h., dass der akustische wie der sensomotorische Anteil des Doppelengrammes verstümmelt abgerufen wird (Paraphasie). Es kommt zur Wernicke-Dysphasie, die die Kinder selber nicht realisieren, weil die Worte ja über das Gehör ebenso defekt zurückkommen, wie sie defekt aufgebaut und ausgedrückt worden sind. Die Kinder sprechen wild drauflos und können nicht verstehen, dass man sie nicht versteht.

Broca-Dysphasie. Wird hingegen plötzlich der Expressivanteil gestört, weiß das Kind, das vorher sprechen konnte, sehr genau, was es wie sagen will. Es ist sich seiner guten Sprechpläne bewusst, kann sie aber nicht korrekt ausdrücken. Es versucht zwar, sich zu korrigieren, wird durch das Misslingen aber entmutigt. Es spricht nur langsam und mühsam, muss immer wieder von neuem Anlauf nehmen und spricht schließlich als Jugendlicher nur noch wenig. Es liegt eine Broca-Dysphasie vor. Neue Wörter sind schwer zu lernen, weil auch sie ständig misslingen.

Generelle Dysphasie. Ist der Expressivanteil von Geburt an defekt, bekommt der rezeptive Anteil fast ausschließlich falsche Reafferenzen, die entsprechend verfälscht gespeichert und wieder abgerufen werden. Es kommt zur generellen Dysphasie, wobei das Kind im Gegensatz zur Globalaphasie die Sprache der anderen aber versteht.

Hörschaden. Häufig ist ein Hörschaden die Ursache für die kindlichen Entwicklungsstörungen der Sprache. Diese Kinder sollten schon vor dem 3. Lebensmonat ein Hörgerät und Hörtraining bekommen, um die Sprache überhaupt aufbauen zu können; wenn nämlich über den Hörsinn keine Sprachinformation ins Globalsystem gelangt, bleiben die rezeptiven Sprachneurone ungenutzt und entwickeln sich nicht weiter (kein Weitersprossen der Dendriten und Neuritenäste). Setzt die Rehabilitation erst im 5. Lebensjahr ein, wird der Spracherwerb bereits schwierig und lückenhaft. Noch später gelingt er fast gar nicht mehr. Die entsprechenden Spezialistenneurone sind für andere Leistungen umprogrammiert oder abgebaut worden.

Rein sensomotorische Sprache. Der Kreativanteil hat jedoch noch die Möglichkeit, über das Beobachten der Mundbewegungen der Mutter beim Sprechen diese Bewegungen nachzuahmen und dadurch rein sensomotorische Wortpläne (aus der Propriozeption und der Schleimhautsensibilität der Sprechorgane) ins sensomotorische Gedächtnis einzuspeichern, die es wieder abrufen kann, jedoch nie selbst hört. Diese rein sensomotorische Sprache ist leider zumeist eine sehr rudimentäre Sprache. Auch der Papagei z.B. kann über die Sensomotorik ohne jegliche Sprachsystemausdifferenzierung einige (aber mit Hören seiner Laute) Wörter lernen, ohne sie jedoch zu verstehen. Er will dafür mit Futter oder Zuwendung belohnt werden.

Schrift. Die Störungen der Schrift sind den Sprachstörungen analog. Die rezeptive Störung heißt hier Dyslexie, während die Schreibstörungen als Dysgraphie zusammengefasst werden. Bei diesen Dysgraphien können der kreative und/oder der expressive Anteil gestört sein. Ist der kreative gestört, werden die Wörter ebenso verstümmelt geschrieben, wie sie vom kreativen Anteil verstümmelt aufgebaut wurden. Das Kind bemerkt die Störung nicht. Ist aber der Expressivanteil plötzlich gestört, stimmt die globalintegrativ aufgebaute Schrift mit der ausgeführten nicht überein, das Kind versucht zu korrigieren, aber die Hand will nicht folgen. Sie ist schreibdyspraktisch. Dagegen gelingt das Lesen ohne Probleme.

Das Rechnen. Störungen dieses Teilsystems betreffen ganz verschiedene Funktionsmöglichkeiten, z.B. nur das höhere Rechnen oder, mit abnehmendem Schwierigkeitsgrad das Dividieren, Multiplizieren, Subtrahieren und erst zuletzt das Addieren. Entsprechend dieser Schwierigkeitsskala werden auch die schwierigen Funktionen später gelernt und geübt als die leichten.

Eine Besonderheit kann beim Autismus beobachtet werden. Bei einigen Autisten scheint sich das Rechenteilsystem dahingehend verselbständigt zu haben, dass es mit wesentlich weniger Hemmung extrem schnell rechnen kann und erst das fertige Resultat (ohne die Zwischenstufen) wieder ins Globalsystem eingibt, wo dieses vom Globalsystem im Zusammenspiel mit dem Schreibteilsystem gesehen wird.

Die *musischen Fähigkeiten.* Hier zeigen sich Störungen im gestörten musischen Erleben und Gestalten. Dysmusische Kinder, die älter als 3 Jahre sind, singen amelodisch und arhythmisch. Auch gelingt ihnen das Spielen einfachster Musikinstrumente wie Triangel, Xylophon oder Bongotrommel nicht. Ferner bleiben sie im Zeichnen zurück, sie schaffen es erst viel später, den Kopffüßler darzustellen. Sie zeichnen ihn ungeschickt oder bleiben auf dieser Stufe stehen.

Rehabilitation

Die Rehabilitation konzentriert sich in unserem Kulturkreis in erster Linie auf die Sprache und die Schrift. Ist bei schweren Mehrfachbehinderungen auch die limbische Lautgebung gestört, soll sie ebenfalls in den Therapieplan der Sprache miteinbezogen werden.

Beim *verzögerten Sprechvermögen* muss so früh wie möglich mit der Therapie begonnen werden. Bei Schwerhörigkeit wäre es ideal, schon ab dem 2. Lebensmonat ein Hörgerät und Hörtraining einzusetzen; dazu wird die Mutter instruiert. Dieses Training stellt die Vorbedingung für die Sprachentwicklung dar. Das sprachgestörte Kind bekommt ganze Sätze angeboten, womöglich noch mehr als das gesunde, zumal es, wie dieses, nur das herausgreift, was es verstehen und nachahmen kann.

Beim *verzögerten Lese/Schreibvermögen* muss erst das Sehvermögen überprüft werden. Ist dieses gut oder wurde es korrigiert, wird das Legasthenie-Programm eingesetzt, wobei sich die Dauer des täglichen Übens nach Belastbarkeit und Entwicklungsstand der gestörten Neurone richtet. Im Minimum sollte 10 Minuten pro Tag geübt werden, wofür auch erst die Motivation aufgebracht werden muss. Dennoch, wie überall in der Rehabilitation, kann nur die Forderung fördern, doch hat auch dieses Fordern sein Maß. Eine Überforderung, z.B. durch Übereifer der Mutter, wäre ebenso negativ wie eine Vernachlässigung der Übungen. Bei der Überforderung blocken Hemmneurone das ganze defekte System vorübergehend ab; alle Übungsbemühungen würden durch Widerwillen zunichte gemacht werden.

Die *musischen Systeme* werden leider (noch) nicht rehabilitiert. Aber sie werden bei normalem Leistungsvermögen ins Therapieprogramm für die Rehabilitation der globalen Leistungsvermögen (Denken, Erleben und Wollen), der emotionalen Störungen, der sensomotorischen Störungen und auch der Sprach- und Schriftstörungen mit einbezogen. Bezüglich Sprache, Schrift und Sensomotorik bringt die Musik Rhythmik in diese verschiedenen motorischen Äußerungen, und bezüglich emotionaler Blockierungen oder globalintegrativer Störungen bringen die musischen Teilsysteme eine Motivationsförderung mit sich, die die ganze integrative Entwicklung fördert.

Zusammenfassung

Für die Kommunikation sind umfangreiche, lernfähige Teilleistungssysteme ausdifferenziert worden, wobei vor allem die verbale Kommunikation über Sprache und Schrift, aber auch das Rechnen große Bedeutung erlangt haben. Aber auch die nonverbalen musischen Möglichkeiten (Malen, Musizieren) haben ihren kommunikativen Stellenwert. Die limbische Lautäußerung im Altgroßhirn wiederum ist angeboren und daher für alle Menschen und sogar für viele Tiere verständlich. Die Störungen der Kommunikation bedeuten immer eine mehr oder weniger ausgeprägte Isolation.

Summary

For the communication extensive neuronal systems with partial functions capable of learning have been developed. Of greatest importance is the verbal communication through speech and writing and also mathematics. However, also the nonverbal artistic abilities (painting, music) play an important role for communication. The limbic articulation, on the contrary, is innate and understandable for all human beings and even for many animals. The disorders of communication lead to a more or less pronounced isolation.

Emotionen

Schon als Aristoteles sich mit dem geistigen Leistungsvermögen auseinandersetzte, wurde die Bedeutung der 3 geistigen Leistungsdimensionen Denken, Erleben und Wollen erkannt, die untrennbar miteinander verbunden sind (Abb. 24, S. 65), wenn auch ihr Einfluss variiert. Jahrhundertelang stand das Denkvermögen im Brennpunkt des Interesses. Erst im letzten Jahrhundert wurde auch dem Willen mehr Aufmerksamkeit geschenkt, und etwas später erkannte man, dass das Erleben ein ebenso tragendes Element der menschlichen Existenz ist wie die beiden anderen Dimensionen.

Inzwischen sind die neurophysiologischen Grundlagen des Erlebens erarbeitet worden, wobei sowohl die Ausfälle dieses Vermögens wie das Darstellen der aktiven Neuronenverbände im PET (Positronenemissionstomogramm) aufgezeigt haben, dass das globalintegrative Erleben des Globalsystems durch ein Teilsystem verstärkt wird, welches mit dem Globalsystem in Wechselbeziehung steht und damit die Globalintegration emotional färbt.

Das emotionale Teilsystem

Emotionen. Das emotionale Teilsystem ist das größte Teilsystem des Altgroßhirnes (Archicerebrum, limbischer Hirnanteil) überhalb des Balkens (Abb. 29), das die verschiedenartigsten emotionalen Erlebnisse ermöglicht. Einige dieser Emotionen stehen in bipolarer Beziehung zueinander, z.B. Freud – Leid, Liebe – Hass, Angst – Zutrauen, Lust – Unlust. Andere sind unipolar, wie Eifersucht, Missgunst, Schadenfreude, Wut, Gram, Wehmut, Heimweh, Glücklichsein, Sich-Wohlfühlen etc. Dieses Teilsystem ist aber auch das «gefährlich-

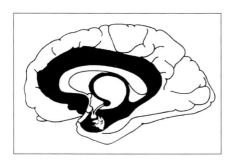

Abb. 29. Das emotionale Teilsystem im Altgroßhirn mit der Amygdala-Kerngruppe («Teufelchen»).

ste» System, weil sein Zusammenbruch globalintegrativ als innere Leere erlebt wird, was zur Verzweiflung bis hin zum Freitod führen kann, der glücklicherweise kaum vor dem 10. Lebensjahr gewählt wird.

Die *Detektorneurone* des emotionalen Teilsystems sind Neurone, die auf die Erlebnismuster des Globalsystems ansprechen. Dadurch kopieren sie diese Muster in Kleinformat ins emotionale Teilsystem, wo ein entsprechender emotionaler Beitrag aufgebaut und an das Globalsystem zurückgegeben wird (Gesetz der Wechselwirkung). Die Globalintegration und insbesondere das Erlebnismuster wird emotional gefärbt.

Taktile Reize. Selbst taktile Reize werden von speziell programmierten Detektorneuronen aus den Wahrnehmungsmustern im Globalsystem herauskopiert, um sie ins emotionale Teilsystem zu leiten. Unter ihnen fördern die feinen, warmen Berührungsreize die Emotion des Geborgenseins besonders stark, wie das schon vor der Geburt die warmen taktilen Reize des Fruchtwassers getan haben. Dieses taktile Geborgenheitsbedürfnis bleibt in der Partnerschaftsbeziehung lebenslänglich bestehen. Schroffe, starke Reize hingegen provozieren Angstmuster mit Abwehrverhalten.

Expressive emotionale Darstellung. Das stets mehr oder weniger aktive emotionale Teilsystem gibt seine Muster ins Globalsystem zurück, wodurch sich das Kind wie die Erwachsenen emotional erlebt und ausdrückt. Dies manifestiert sich

– einerseits im Verhalten, weil die Sensomotorik auf die emotional mitgestalteten Willensmuster der Globalintegration anspricht und sie in motorische Muster umschreibt,

– andererseits im Sprechen, und zwar sowohl bezüglich der Wortwahl wie der Melodik, weil auch das Denkmuster emotional mitgeprägt und über das Sprachteilsystem ausgedrückt wird.

Limbische Kommunikation. Nebst der Sprache gibt es die rein emotionale Kommunikation in Form der nonverbalen, limbischen Lautgebung (z.B. das erfreute Oh, der Angstschrei etc.). Sie läuft über das emotional geprägte Wollen und weiter über die Sensomotorik, um gleich wie bei der instinktinduzierten Lautgebung eine Stimmung auszudrücken.

Die *vegetative Kommunikation.* Nebst dem sensomotorischen und dem Sprachteilsystem übernimmt (kopiert) auch das retikuläre System im Altgroßhirn (koordiniert u.a. die vegetative Steuerung) die emotionale Prägung der Globalintegration, um sie über eine Aktivierung der vegetativen Steuerungseinheiten z.B. als Erröten, Erblassen, Herzklopfen etc. vegetativ zum Ausdruck zu bringen (Abb. 21, S. 56). Die vegetativen Reafferenzen daraus verstärken über die vegetative Wahrnehmung das emotionale Erleben erheblich.

Dauergrundstimmung. Dadurch, dass das emotionale Teilsystem ausschließlich auf Globalmuster anspricht und diese emotional bereichert, handelt es sich um ein Zweiwegsystem, das wegen seiner großen Ansprechbarkeit an der Dauergrundstimmung beteiligt ist. Wahrscheinlich enthält es sogar spontanaktive Neurone, die für eine optimale Daueransprechbarkeit sorgen.

Motivation. Emotion bedeutet zugleich Motivation, so dass man formelhaft sagen kann: Emotion = Motivation. Entsprechend entscheidet im Alltagsleben an erster Stelle die Emotion, was wir tun oder lassen. Wir tun vor allem das, was uns gefällt, was uns Spaß macht oder zumindest zu Spaß verhilft (Geld verdienen z.B.). Entsprechend geht es bei jeder Rehabilitation zunächst darum, das Kind emotional zu gewinnen. Kommt es gerne zur Rehabilitation, ist die Motivation zum Mitmachen da, die Türe zum Erfolg steht offen.

Aggression. Für die aggressiven Erlebnis- und Verhaltensmuster ist eine spezielle Neuronengruppe im emotionalen Teilsystem ausdifferenziert worden, die im unteren und vorderen Bereich des Schläfenhirnes liegt und Amygdala-Kerngruppe heißt. Diese Gruppe ist das «Teufelchen» (Abb. 29) mit seiner Wut, Feindseligkeit, Arglist, Aggressionsbereitschaft, Gemeinheit, Neid, Missgunst etc. Diese Neurone reifen vor allem im 2. Lebensjahr aus (Trotzalter). In der Erziehung muss dem Kind geholfen werden, diese Gruppe unter Kontrolle zu bringen.

Phylogenese. Entwickelt hat sich dieses umfangreiche Teilsystem aus einem ursprünglichen Riechvermögen des Altgroßhirnes, was sich noch heute darin zeigt, dass angenehme Gerüche emotional faszinieren, während unangenehme mit Fluchtverhalten beantwortet werden. Auf dieser Basis hat der Einsatz von Duftnoten im Therapieraum (Aromatherapie) eine nicht zu unterschätzende Bedeutung.

Das Zusammenspiel mit der Globalintegration

Die Detektorneurone des emotionalen Teilsystems sind die ansprechfreudigsten Detektorneurone aller Teilsysteme und haben entsprechend auch den weitesten Ansprechbarkeitsbereich. Sie sprechen auf fast alle Muster der Globalintegration an, so dass es z.B. schwierig ist, bei einer Diskussion völlig emotionslos zu bleiben. Durch das Ansprechen des emotionalen Teilsystems und dem Zurückgeben der verarbeiteten Muster ins Globalsystem wird die Globalintegration emotional eingefärbt, z.B. freudig oder erschreckt. Entsprechend wird das emotionalisierte Globalmuster über das sensomotorische Teilsystem motorisch und über das retikuläre System vegetativ ausgedrückt.

Stimmungskoordination (Empathie). Die emotionalen Detektorneurone sprechen leicht auf die Stimmungen der Mitwelt an, indem die Sinneswahrnehmungen in der Globalintegration bezüglich ihres Stimmungsgehaltes von den Detektorneuronen übernommen und ins emotionale Teilsystem kopiert werden.

In ihm wird die eigene emotionale Einfärbung der Stimmung der anderen angeglichen. An die Globalintegration zurückgegeben, stimmen wir uns auf die Stimmung der anderen ein. Wir werden auch bedrückt, auch begeistert, auch zornig etc., was Stimmungskoordination bedeutet und Empathie heißt. Allerdings kann die Globalintegration die Übernahme der Emotionsmuster aus dem Teilsystem verweigern und damit so tun, als hätte das Teilsystem gar nicht erst angesprochen, z.B. als wären wir über eine Beleidigung keineswegs zornig oder als wären wir in einen Mitarbeiter bzw. eine Mitarbeiterin nicht verliebt.

Andererseits kann die Globalintegration Emotionen mimen, die nicht aus dem Teilsystem stammen. Nur so ist es den Schauspielern möglich, Wut zu spielen, ohne tatsächlich wütend zu werden oder ein Verliebtsein darzustellen, ohne tatsächlich verliebt zu sein, obwohl ihnen diese Trennung manchmal schwerfällt.

Mathematisch lässt sich das Zusammenspiel, diese Wechselwirkung zwischen dem emotionalen Teilsystem und dem Globalsystem, durch folgende Formel ausdrücken (s. S. 67):

$$GM = ETM \times A_{+/-GS} + R.$$

Schwelle $A_{+/-GS}$ = Emotionsabwehr; A_{-GS} = Emotionsförderung, so dass +/- die Schwellenbreite ausdrückt.

Aktivitätsbereitschaft

Schon der Säugling lebt in einer Dauerstimmung, die für jedes Kind charakteristisch und individuell verschieden ist, z.B. ängstlicher, fröhlicher, mutiger etc. Für diese Dauerstimmung sind 3 Faktoren zuständig:
– das spontanaktive Erlebnisvermögen des Globalsystems
– relativ unspezifische Detektorneurone im Teilsystem
– die Ansteckbarkeit (Empathie).

Grundstimmung. Dank des ständig aktiven globalintegrativen Erlebnisvermögens und wahrscheinlich eigener spontanaktiver Neurone im emotionalen Teilsystem ist das emotionale Teilsystem bei seiner großen Ansprechbarkeit ebenfalls dauernd aktiv und mit seinen Mustern bei jedem einzelnen Kind auf seine Weise an der Grundstimmung beteiligt, z.B. vorherrschend fröhlich, zutraulich oder reserviert, vielleicht sogar ängstlich. Verändert sich diese Grundstimmung, erleben wir das Kind oder den Erwachsenen als verändert, als nicht mehr sich selbst.

Emotionaler Beziehungskreis. Dank der großen Ansprechbarkeitsbreite der Detektorneurone spricht das emotionale Teilsystem schon beim Kleinkind auf die Mitwelt emotional an und stimmt sich entsprechend auf die Stimmung der

Eltern ein. Bei den Erwachsenen wiederum lösen die kindlichen Proportionen und Lautäußerungen freudige Zuwendung aus, die sich über die Empathie auf das Kind überträgt und damit einen positiven emotionalen Beziehungskreis schließt.

Die Entwicklung beim Kind

Beim Neugeborenen ist das emotionale Teilsystem unreif. Es bringt lediglich die einfachsten Muster zustande, die ausgerechnet Angstmuster sind. Aus einem solchen Angstmuster heraus entsteht der Geburtsschrei, ein Urschrei, wie er später nur noch bei äußerster Panik emotional motiviert werden wird. Bei schwächeren Angstmustern schreit das Kind bald nicht mehr, sondern weint.

Dem *Weinen* können verschiede Motivationen zugrunde liegen: z.B. Angst, Instinktmotivationen wie Hunger und Durst, Schmerzwahrnehmung mit aktiviertem Schmerzmeidinstinkt, Frustration oder gar Freude. Entsprechend hört sich das Weinen verschiedenartig an. Aufmerksame Mütter erkennen sofort, um was für ein Weinen es sich handelt. Es ist eine nonverbale limbische Kommunikation.

Das *Lächeln.* Mit 6 Wochen ist die emotionale Entwicklung bereits so weit fortgeschritten, dass das emotionale Teilsystem ein erstes Lächeln als Ausdruck der Freude zustandebringt.
Die weitere Ausdifferenzierung bringt
– mit 9 Monaten vorwiegend das Fremdeln (Angstmuster als emotionale Reaktion auf die Wahrnehmung fremder Leute),
– mit 12 Monaten die vollständig entwickelte Eifersucht,
– mit $1^1/_2$ Jahren das Sich-Schämen, andererseits das Vollbild der Freude,
– mit 2 Jahren aggressive Muster im Leerlauf in Form des Trotzens,
– mit 3 Jahren Stolz auf Lob und Traurigsein auf Tadel,
– mit 5 Jahren Verbalisierung der verschiedenen emotionalen Stimmungen.
Emotionale Stabilität. Das Kind ist emotional noch recht instabil und schwankt zwischen Lust und Unlust, Freud und Leid, Fröhlichkeit und Trauer, Zornigsein und Liebsein, Zuneigung und Eifersucht etc.; man sagt treffend, bei ihm stecke das Lachen und Weinen im gleichen Sack. Erst nach dem 10. Lebensjahr bekommt es die emotionale Innenwelt langsam unter Kontrolle, d.h. es erlangt die Fähigkeit, die negativen Emotionen wie Aggression mit Hemmneuronen abzudämpfen und die positiven wie die Freude zu fördern.

Pflege der Emotionen

In die Globalintegration integriert, wird das emotionale Muster nicht nur erlebt, sondern auch in der Sprache und im Verhalten zum Ausdruck gebracht. Selbst das Denken wird emotional mitbestimmt. In der Freudenstimmung ist es wesentlich positiver als bei Angst. Um so wichtiger ist es, die Emotionalität zu pflegen.

Diese Pflege der Emotionalität erfolgt z.B. durch

– das Meiden unerfreulicher Informationen oder gar von Aggressionen, die immer Gegenaggressionen mit sich bringen
– das Wechseln der Gruppe bei ungünstiger Gruppenzusammensetzung
– das Meiden angstauslösender Stimmungsmache, wie sie häufig von den Medien betrieben wird
– Fördern der Fröhlichkeit und des Lachens
– ein wöchentliches geselliges Beisammensein mit Freunden («Fröhlichkeits-jogging»), ähnlich dem wöchentlichen Muskeljogging
– das Pflegen eines musischen Hobbys, weil das emotionale Teilsystem besonders leicht auf musische Muster in der Globalintegration anspricht.

Störungen der Emotionalität

Den Störungsursachen nach unterscheidet man prinzipiell drei Störungs-gruppen:

– Die organischen Schäden des emotionalen Teilsystems. Diese zumeist prä-natal entstandenen Defekte gehen stets mit einem Rückgang der Leistungs-präzision und damit der Stabilität dieses Systems einher. Die Kinder sind emotional labil, neigen zu unmotivierten Wutausbrüchen oder gar zu emo-tionalen Zusammenbrüchen mit Depression.
– Die verarbeitungsbedingten neurotischen Störungen. Sie kommen durch eingeblendete Hemmneurone (zum Beispiel wegen Misshandlung) zustan-de, die das System so sehr abblocken können, dass es zum Zusammen-bruch kommt. Dies ist die häufigste Ursache der kindlichen Depression.
– Die qualitativen Veränderungen. Es handelt sich hier um die inadäquaten Motivationen, z.B. das Reagieren mit Wut auf ein erfreuliches Ereignis bei den Psychopathien.

Depression

Bei der Depression ist das Leistungsvermögen des emotionalen Teilsystems zusammengebrochen, weil beim Kind zumeist widrige Umstände Hemmneuro-ne aktivieren, die im Extremfall nur noch die einfachsten emotionalen Muster aufkommen lassen, nämlich die Angstmuster (Abb. 30). Man beobachtet dies z.B. bei Zerwürfnissen in der Familie mit Misshandlung der Mutter durch den Vater, bei Kindsvernachlässigung (emotionale und taktile Deprivation des Kindes), in bedrohlichen Umweltsituationen wie Hungersnot, Krieg etc. oder, am schlimmsten, bei Kindsmisshandlungen.

Depressionen wegen Mangels an Serotonin, dem Haupttransmitter im emotionalen Teilsystem, kommen zumeist erst im Erwachsenenalter, am häufigsten bei alten Menschen vor. In diesem Fall kann medikamentös z.B. der Serotoninabbau gehemmt und damit das Leistungsvermögen des Teilsystems wieder verbessert werden.

Aggression

An den aggressiven Verhaltensstörungen ist die Amygdala-Kerngruppe stets beteiligt. Bei manchen Menschen ist die Anzahl dieser Neurone genetisch bedingt sehr hoch, bei anderen sind sie durch ein ungünstiges Soziotop ständig gefordert und dadurch zu stark entwickelt worden, so dass sie bereits auf Auslöser ansprechen, die im Normalfall kein aggressives Verhalten hervorrufen würden, z.B. Tadel oder Kritik. Viele Umweltsituationen sind auf diese Weise zu Aggressionsauslösern geworden. Oft ist die Ansprechbarkeitsschwelle neurotisch bedingt zu niedrig, so dass schon der schwächste Auslöser die Aggressionsneurone aktivieren kann.

Die Folgen dieser Überreizbarkeit sind beträchtlich, da sie zur Selbstisolation mit entsprechender Frustration führen. Deshalb muss alles versucht werden, um dem Kind zu helfen, seine Aggressionsbereitschaft einzudämmen.

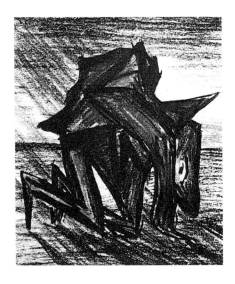

Abb. 30. Selbstdarstellung in der Depression.

Deprivationssyndrom

Das Deprivationssyndrom ist eine Verhaltensstörung, die entsteht, wenn das Kind von den Eltern nicht genügend Zuwendung bekommt, wenn es emotional sowie taktil vernachlässigt wird. Aber auch der lange Aufenthalt auf der Intensivstation nach der Geburt ist eine Deprivationssituation. Durch diese fehlende Zuwendung seitens der Eltern oder einer konstanten Ersatzperson bleiben nicht nur die entsprechenden Neuronenverbände für das Körperschema und die Emotionalität in ihrer Entwicklung zurück, sondern es kommt auch zu einem Überwiegen der sich entwickelnden Hemmneurone, so dass diese Kinder zunehmend zurückgezogen und teilnahmslos leben, im Extremfall nur noch «rumsitzen» und vor sich hin wippen (stereotype Bewegungsintentionen). Die Kontaktfreudigkeit erlahmt, es kommt sogar zur taktilen Abwehr. Damit bleibt die Entwicklung sämtlicher Hirnleistungen zurück. Dieses Syndrom kann nur durch intensive Zuwendung aufgefangen werden, wozu jedes Kind Anrecht hat.

Autismus

Beim Autismus werden nicht nur das emotionale Vermögen, sondern auch Wahrnehmung, Sprache und Sozialkontakte abgeblockt. Für den Überschuss an Hemmung ist höchstwahrscheinlich ein genetisches Fehlprogramm verantwortlich, aber sicher nicht, wie ursprünglich angenommen, ein Fehlverhalten der Eltern. Durch dieses Überwiegen der Hemmung kommt es auch zunehmend zu einem Abblocken des globalintegrativen Leistungsvermögens (Denken, Wollen, Erleben). Manchmal bleibt allerdings ein Fenster ausgespart, durch das sich ein Sonderinteresse, wie z.B. für Mathematik, voll entwickeln kann. Ist dies der Fall, rechnet das enthemmte mathematische Teilsystem viel schneller und autonom. Sofort nachdem das Resultat ins Globalsystem übernommen ist, wird es vom Kreativanteil des Schreibsystems kopiert und in Zahlen umgeschrieben, die der Autist «sieht».

Viele dieser Kinder bleiben definitiv geschädigt, weil es oft nicht möglich ist, die Hemmung durch Aktivieren aller noch nicht gehemmter Neurone zu überspielen, geschweige denn, den Überschuss an Hemmung auszuschalten.

Schizophrenie

Die Schizophrenie mit sprunghafter, uneinfühlbarer Emotionalität (wie hinter einer Glasscheibe) kommt vor der Pubertät kaum vor. Sie stellt ein Gespaltensein des eigenen Ichs dar, das zum Glück mit Neuroleptika einigermaßen abgedämpft werden kann, so dass sich diese Patienten mehr oder weniger befriedigend als einheitliche Persönlichkeit erleben und entwickeln können.

Rehabilitation

Beratung. Weil die Emotionen für die Motivation von entscheidender Bedeutung sind, nimmt ihre «Pflege» und vor allem die Behandlung oder Mitbehandlung der emotionalen Störungen den höchsten Stellenwert ein. Wichtig für das Kind ist in erster Linie eine vermehrte emotionale Zuwendung, auch mit taktilem Kontakt, von seiten der Eltern. Deshalb wird man versuchen, ihnen in Beratungsgesprächen Lösungen aufzuzeigen, z.B. eine Betreuung des Kindes jeweils halbtags durch Vater oder Mutter.

Therapieraum. Wichtig ist ein heller, freundlicher Raum mit verschiedenen Spielmöglichkeiten, Musikinstrumenten, mit der Möglichkeit zu malen und mit einer guten Duftnote (Aromatherapie), die gegebenenfalls vom Kind selbst ausgewählt werden kann.

Empathie. Nicht zu unterschätzen ist die positive Emotion der TherapeutInnen, da die Emotionen sofort übernommen und reflektiert werden.

Musiktherapie. Gezielt verfeinert wird das emotionale Vermögen durch die musischen Therapiemöglichkeiten. In der Musiktherapie erlebt sich das Kind in seiner Stimmung über den Hörsinn unter Umständen erstmals selbst, weil das Musikinstrument zurückgibt, was das Kind von sich gegeben hat. Leise, zarte Töne oder harte, laute, schrille Töne etc. Das Kind hört seine Emotionalität und korrigiert sie im Zusammenspiel mit der Therapeutin. Später wird diese Dosierbarkeit der Emotionalität im Zusammenspiel mehrerer Instrumente in der Gruppe zur Anpassungsfähigkeit in der Gruppe und damit zur Gruppenfähigkeit weiter ausgebaut. Das Kind lernt, seine Emotionen in die Gruppe einzubauen. Beim Musizieren stört das Kind die Gruppe nicht, sondern fördert sie sogar. Die *Maltherapie* gibt dem noch nicht sprachgewandten Kind die Möglichkeit, seine Emotionen darzustellen; es malt sich sozusagen seine Stimmungen von der Seele, was einen tiefen Einblick in sein innerseelisches Geschehen erlaubt. In der *Spieltherapie* werden gezielt jene Spiele, vor allem auch Gruppenspiele eingesetzt, die es dem Kind erlauben, seine Aggressionsbereitschaft zunehmend abzubauen (zu hemmen) und seine Toleranz dem Verlieren gegenüber zu steigern.

Desensibilisierung. Emotionale Auslöser, auf die das Kind mit Angst oder Wut reagiert, sollen bei Bedarf nur sehr vorsichtig und unterschwellig angeboten werden, damit sich das Kind daran gewöhnt (Adaptation) und die Auslöser auf diese Weise entwertet.

Zusammenfassung

Das emotionale Teilsystem ist das größte Teilsystem und liegt im Alt-großhirn, das sich nach dem Gesetz der Wechselwirkung an praktisch allen globalintegrativen Erlebnismustern des Globalsystems beteiligt. Die einfachsten Muster sind die Angstmuster, die auch dann noch vorhanden sind, wenn das System wegen aktivierter Hemmneurone oder aber im späteren Alter wegen Serotoninmangels zusammenbricht. Es resultiert die Depression. Unter den Störungen der Emotionalität fallen besonders häufig eine große Labilität und die Neigung zu Aggressionen sowie zu depressiven Verstimmungen auf.

Summary

The largest subsystem of the integrator is the emotional system, located in the old limbic part of the brain. According to the law of interaction it is involved into all global integrating activities of the global system. The simplest emotional patterns are the patterns of fear, which are still present even when the system collapses due to activated inhibiting neurons or due to the lack of serotonin in old age. The collapse of the system results in depression. The most common defects of emotionality are high lability, aggressive behaviour and a depressive mood.

Die musischen Fähigkeiten

Zu den «sympathischsten» Leistungsvermögen des Integrators gehören die Vermögen, Musisches zu erleben und Musisches zu schaffen. Es handelt sich hierbei um eine nonverbale Kommunikation über verschiedene Sinneseingänge (Abb. 31):
– Sehsinn für die gestaltenden Künste (Zeichnen/Malen, Bildhauerei, Architektur)
– Hörsinn für die Musik
– Kinästhesie für die Sensomotorik beim Kunstturnen, Ballett, Akrobatik
– Geruchssinn für das musische Dufterleben, in Kombination mit dem Geschmack für die Kochkunst.

Ein spezielles musisches *Teilsystem* ist aber lediglich für entsprechende Seh- und Hörmuster im Globalsystem ausdifferenziert worden. Die anderen Sinneseindrücke werden ausschließlich globalintegrativ musisch erlebt.
Aufbau. Die musischen Teilsysteme bestehen aus einem
– rezeptiven und einem
– kreativen Anteil.

Das musische Schaffen hingegen wird über das sensomotorische Teilsystem ausgeführt.

Die musischen Teilsysteme für das vertiefte Erleben und Schaffen von künstlerischem Gestalten (Malen) und von Musik in der rechten Hemisphäre (beim Rechtshänder) liegen den verbalen Kommunikationssystemen der linken Hemisphäre gegenüber (s. Abb. 32) und verstärken das Globalmuster des Globalsystems (Formel S. 87):

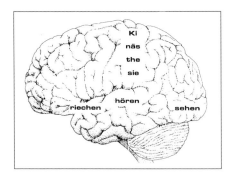

Abb. 31. Die sensiblen Eingänge für die musische Umweltwahrnehmung.

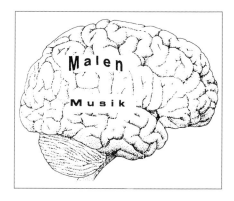

Abb. 32. Die beiden musischen Teilsysteme im hinteren Anteil der rechten Hemisphäre (beim Rechtshänder).

Die gestaltenden Künste

Die gestaltenden Künste werden über den Sehsinn wahrgenommen, kreativ ausgebaut und unter Sehkontrolle sensomotorisch zur Darstellung gebracht. Dass sie einen so hohen Stellenwert im Alltag des Menschen erlangt haben, geht auf das Teilsystem (Abb. 32) zurück, das dieses musische Erleben und Schaffen vertieft. Es liegt beim Rechtshänder in der nichtdominanten rechten Hemisphäre, dem Schriftsystem gegenüber, zerfällt aber im Gegensatz zum Schriftsystem nur in 2 Anteile:
− rezeptiver für das Kunsterleben
− kreativer, um selber Kunst zu schaffen.

Der *rezeptive Anteil* kopiert mit seinen Detektorneuronen diejenigen visuell wahrgenommenen Muster aus dem Globalsystem, die globalintegrativ musisch erlebt werden. Sie werden in diesem Anteil musisch noch weiter ausgebaut und mit früheren Erinnerungen ergänzt, bevor sie wieder an das Globalsystem zurückgegeben werden (Gesetz der Wechselwirkung zwischen Teilsystem und Globalsystem). Bei vorhandenen früheren Erinnerungen werden die früher wahrgenommenen Kunstwerke globalintegrativ wiedererkannt.

Der *kreative Anteil* ist der halbspezialisierte Globalsystemanteil im gleichen Bereich wie der Rezeptivanteil, aber nicht in der gleichen Zellschicht (Abb. 23., S. 65). Er ist die eigentliche kunstschaffende Instanz, sei es durch den Aufruf mit Wiedergabe früher schon einmal gesehener Werke (kopieren), sei es durch das kreative Schaffen von Neuem. Seine Leistungen bringt er ins Globalsystem ein.

Expressiv werden die kreativen Pläne nicht über einen speziellen expressiven Teilsystemanteil verwirklicht (wie das bei der Sprache oder der Schrift der Fall ist), sondern über die ganze Sensomotorik überwiegend in der anderen Hirnhälfte, indem dort ein Leben lang Bewegungen betont für die dominante

Hand eingeübt und im sensomotorischen Rezeptivanteil gespeichert werden, die den musischen Werken die «gekonnte» Form geben (z.B. die sichere Linienführung beim Zeichnen). Sensomotorisch spricht primär der Kreativanteil auf den geschaffenen musischen Plan im Globalsystem an, um ihn gleichsam als musischen Willensakt motorikgerecht umzuschreiben (ruft passende Bewegungspläne aus dem Rezeptivanteil auf oder kreiert neue), damit er in der Außenwelt verwirklicht und nicht nur in der eigenen Innenschau des Künstlers genossen werden kann. Wieder in die Globalintegration zurückgenommen, kopiert der Expressivanteil den kreativen, motorikgerecht umgebauten Plan aus dem Globalsystem und drückt ihn als Kinemmusterfolge oder als Tonemmuster über die Hände aus. Für das musische Schaffen arbeiten das musische und das sensomotorische Teilsystem über die Globalintegration stets zusammen.

Kunst und Kollektiv. Oft finden Kunstwerke erst nach dem Tod des Künstlers Anklang (z.B. Cézanne, Rousseau). Diese waren in ihrem musischen Erleben der Zeit voraus; alle Künstler hoffen, dass sich das musische Kollektiverleben in Richtung ihrer Werke entwickelt.

Die Musik

In allen Kulturen intensiv gepflegt wird die Musik als die akustisch-nonverbale Kommunikation einer «musisch durchgeistigten» Stimmung (Freude, Liebe, Erschaudern). Die Musik ist, wie die gestaltenden Künste, ein globalintegratives Vermögen, das über ein zusätzliches Teilsystem verstärkt worden ist.

Das Teilsystem liegt, analog dem gestaltenden, in der nichtdominanten Hemisphäre (Abb. 32) dem Sprachsystem gegenüber und besteht aus dem:
– rezeptiven Anteil für das Musikerleben und dem
– kreativen Anteil für das Musikmachen.

Der *rezeptive Anteil* spricht mit seinen Detektorneuronen auf globalintegrativ musisch erlebte Klangfolgen an, um diese weiter auszubauen und gegebenenfalls mit früher Gehörtem zu ergänzen. An die Globalintegration des Globalsystems zurückgegeben, werden diese Muster musisch vertieft erlebt und gegebenenfalls wiedererkannt. Dank der heutigen technischen Möglichkeiten können wir jederzeit Musik hören, was die Gefahr in sich birgt, die eigene Kreativität zu vernachlässigen.

Der *kreative Anteil.* Mit dem Kreativanteil (einem semispezialisierten, vor allem auf das Aufrufen von Melodien im rezeptiven Anteil ausgerichteten Globalsystemanteil im akustisch-musischen Teilsystem) werden gespeicherte Melodien abgerufen, um sie ins Globalsystem zu übernehmen und der momentanen Situation anzupassen (bezüglich Lautstärke, Stimmhöhe etc.).

Wir können aber auch kreativ neue Musikstücke schaffen (komponieren, improvisieren). Die Globalintegration beteiligt sich dabei allerdings wesentlich stärker als bei den verbalen Systemen.

Expressiv steht hier, wie beim musischen Gestalten und im Gegensatz zur akustisch-verbalen und visuell-verbalen Kommunikation, kein eigener expressiver Teilsystemanteil zur Verfügung, sondern es kommt die ganze Sensomotorik oder das ganze Sprachsystem zum Einsatz. Um nun die kreativ ausgebaute oder neu erfundene Melodie instrumental zum Erklingen zu bringen, greift der Kreativanteil der Sensomotorik das musische Muster aus dem Globalsystem auf und sucht im Rezeptivanteil einen entsprechenden sensomotorischen Plan oder schafft einen neuen, wenn er keinen findet. In die Globalintegration übernommen (wiederum nach dem Gesetz der Wechselwirkung), wird das sensomotorisch umgebaute musische Muster vom sensomotorischen Expressivanteil kopiert und als Instrumentenspiel ausgedrückt. Analog dazu funktioniert das Realisieren des Singens über das Sprachsystem.

Dichtkunst. Eine Sonderform für Musikalität in Kombination mit der Sprache stellt die Dichtkunst dar. Hier werden durch das Zusammenspiel des akustisch-musischen mit dem akustisch-verbalen Kreativanteil (die sich über das Globalsystem kombinieren) die einzelnen Worte und Wortfolgen zur Musik.

Besonders wichtig ist die verbale Musikalität im Textbuch für Lieder, Singspiele, Opern, Operetten etc., während die Musikalität in Prosatexten eine geringere Bedeutung hat.

Sensomotorik, Geruch und Geschmack

Die kunstvollen Bewegungen, feinen Düfte und erlesenen Gerichte werden ausschließlich globalintegrativ musisch erlebt, ohne dass sich hierfür ein speziell verstärkendes Teilsystem entwickelt hätte.

Zusammenspiel mit den Emotionen

Auf die musischen Muster im Globalsystem sprechen die Detektorneurone des emotionalen Teilsystems im Altgroßhirn (Archicerebrum, limbischer Hirnanteil, Abb. 29, S. 96) besonders leicht an und kopieren sie verkleinert ins emotionale Teilsystem. Sind die musischen Erlebnismuster erhabene, positive Muster, fördern sie die positiven Emotionen und damit die Freude.

Bedeutung für die Rehabilitation. Die emotionale Grundstimmung ist für die Motivation entscheidend; was dem Kind Freude bereitet, macht es gern. Deshalb muss es Ziel der Rehabilitation sein, die Freude zu fördern, zumal sich das

Auftrainieren geschädigter Systeme besonders frustrierend auswirkt. Hierbei ist das Miteinbeziehen musischer Therapien besonders hilfreich.

Störungen des musischen Erlebens

Die Störungen des musischen Erlebens können sich auf 2 Ebenen abspielen:
– Erlebensstörung des Globalsystems mit entsprechender Abnahme und Wegfall des Begeisterungsvermögens (POS)
– Störungen der musischen Teilsysteme (Dysmusie).

POS. Ist das Globalsystem organisch gestört, liegt ein psychoorganisches Syndrom vor (dementielles Syndrom), bei dem nebst dem Erleben immer auch das Denken und das zielausgerichtete Wollen mitgestört sind, allerdings verschieden stark ausgeprägt. Ist vor allem das Erlebnisvermögen eingeschränkt, gilt es, dieses über die beiden musischen Teilsysteme sowie über das globalintegrative musische Erleben von eleganten Bewegungen in Gymnastik, Aerobic und Tanz und von feinen Düften zu fördern.

Dysmusie. Sind die beiden musischen Teilsysteme gestört, spricht man von der Dysmusie. Die Kinder bleiben über das 3. Lebensjahr hinaus arhythmisch und amelodisch, ferner über das 4. hinaus im Stadium der Knäuelzeichnung und über das 7. beim Kopffüßler, wenn sie dieses Stadium überhaupt erreichen. Bei solchen Störungen können diese Teilsysteme nicht zur Therapie anderer Störungen wie der Wahrnehmungs-, Globalleistungs-, emotionalen oder Verhaltensstörungen herangezogen werden. Sie sollten aber trotzdem gefördert werden, allein schon deshalb, weil sie wie kein anderes Teilsystem zur Förderung und Stabilisierung der Emotionalität beitragen. Auch bedeutet ihr Verlust eine massive Einschränkung der Erlebniswelt.

Rehabilitation

Leider wird noch immer ein viel zu großes Gewicht auf die kognitiven Fähigkeiten gelegt, während Störungen der musischen oft nicht beachtet werden; und dies, obwohl die musischen Fähigkeiten darüber mitentscheiden, wie das Kind mit seinen Störungen, vor allem den Reststörungen, die auch bei bester Rehabilitation zurückbleiben, fertig wird.

Kunsttherapie. Demgegenüber werden die intakten musischen Fähigkeiten für die Therapie aller anderen zerebralen Leistungsstörungen herangezogen, da sie besser als die anderen Fähigkeiten imstande sind, die Emotionalität und damit die Motivation zu fördern. Es handelt sich um die verschiedenen Formen der Kunsttherapie. Eingesetzt werden die:

- Gestaltungstherapie
- Musiktherapie
- Tanztherapie
- Literaturtherapie
- Aromatherapie.

Die Gestaltungstherapie
Die Gestaltungstherapie (zeichnen, malen, gestalten) fördert vor allem:
- die visuelle und propriozeptive Wahrnehmung
- das geistige Leistungsvermögen
- die Feinmotorik
- die Emotionalität
- bei den TherapeutInnen das Verständnis für die Probleme des Kindes.

Visuelle und propriozeptive Wahrnehmung. Während vor allem beim Zeichnen und Malen die Augen zunächst in ihrem Beobachtungsvermögen geschärft werden und dadurch das visuelle Raumschema besser strukturiert wird, schicken die gestaltenden (z.B. zeichnenden, malenden) Hände kinästhetische Reafferenzen ins Globalsystem und weiter in den Rezeptivanteil der Sensomotorik zurück, die um so feiner werden, je feiner das Kind gestalterisch arbeitet (z.B. Miniaturmalerei). Der Homunkulus wird feingliedrig.
Das geistige Leistungsvermögen. Das gestaltende Kind setzt sich mit seiner eigenen Kreativität und damit mit sich selbst auseinander; dies bedeutet reflexives Geschehen und somit Integration der Integratoreigenleistungen. Aus dieser Selbstintegration wiederum entspringt das Vermögen zu denken, erleben und wollen.
Die Feinmotorik. Vor allem das Zeichnen verlangt der Hand feinste Bewegungen ab, wodurch die Feinmotorik außerordentlich gefördert wird. Umgekehrt zeigt das Zeichnen den Grad der Feinmotorik an.
Emotionalität. Durch Aufmunterung und Lob von seiten der Therapeutin entwickelt das Kind Freude an seinem Gestalten; vielleicht erntet es zum ersten Mal in seinem Leben Lob statt Schelte. Dadurch wird es emotional stabiler und belastbarer. Kommt es dennoch einmal zu einem Wutausbruch, richtet sich dieser auf das Werk und nicht auf die Therapeutin.
Für die PsychotherapeutInnen bringt die Zeichen- und Maltherapie einen interessanten Nebeneffekt. Lassen sie das Kind z.B. die in Tiere verzauberten Familienmitglieder darstellen, können sie erkennen, welchen Stellenwert das Kind in der Familie hat (vielleicht ist das Kind ein Wurm und die Mutter ein Krokodil; oder die Mutter ist ein Pinguin und das Kind der kleine Pinguin, der Vater aber der Elefant etc.).

Die Musiktherapie

In der Rehabilitation aller zerebralen Schäden und Störungen hat die Musik einen hohen Stellenwert, zumal sie schon sehr früh, schon vor dem 1. Lebensjahr, eingesetzt werden kann und das Kind neugierig darauf reagiert. Es ist eine «Therapie durch Faszination». Sie fördert:
– die Wahrnehmung
– die Emotionalität
– das geistige Leistungsvermögen
– die Sprache
– die Sensomotorik
– das Sozialverhalten
– den Ausgleich der vegetativen Funktionen.

Bezüglich der *Wahrnehmung* werden vor allem der akustische, optische, taktile und kinästhetische Sinn gefördert, wodurch auch das Raum- und Körperschema eine Verbesserung erfahren.

Die *Emotionalität* wird auf Freude umgestimmt. Dadurch wird das Kind motivierter, was sich auch auf das Spielen und die Rehabilitation auswirkt.

Die geistigen Leistungsvermögen umfassen die *Globalleistungen* Denken, Erleben und Wollen. Sie sind Leistungen des Globalsystems. Dank der angehobenen Emotionen werden sie stark gefördert, erst recht, wenn die Melodien mit Erlebnissen aus dem Alltag verbunden werden: z.B. wenn dem Kind gezeigt wird, wie das Fallen von Regentropfen durch das Anschlagen des Metallophons dargestellt werden kann oder wenn der Triangel als zitterndes Licht der Morgensonne erklingt oder die Bongotrommel wie der Donner kracht.

Die *Sprache* und die *Sensomotorik* werden vor allem durch die Rhythmik der Musik gefördert. Dazu klatscht das singende Kind in die Hände oder setzt den Rhythmus in Tanzen um. Auch verbessert das Singen die Sprachmelodik, die ja den beharrlichen oder fragenden Ton, das Traurigsein oder das Fröhlichsein etc. festhält. Beim Spielen eines Musikinstrumentes wird überdies die Feinmotorik gefördert.

Selbst das *Sozialverhalten* wird durch das Zusammenspiel in der Gruppe gefördert, zumal jedes Kind mit seinem Instrument einen wichtigen Stellenwert im Kinderorchester einnimmt und auch Soloeinlagen spielen soll. Es tritt so mit seinem Ich aus der Gruppe heraus und integriert sich wieder ins Gruppen-Wir.

Die *vegetativen Funktionen* wiederum werden über das retikuläre System (Abb. 21, S. 56) koordiniert und gesteuert, das als integratives Teilsystem den Rhythmus der Musik aus dem Globalsystem übernimmt und an die vegetativen Einheiten für die Atmung, den Kreislauf, die Verdauung etc. weiterleitet. Dadurch werden diese Einheiten, abhängig von der Musik, beruhigt oder angeregt und im Rhythmus stabilisert.

Tanztherapie

Ausschließlich globalintegrativ musisch erlebt wird der Tanz bis zum Ballett. Weil hier die Musik eine entscheidende Rolle spielt, wird diese Therapieart in die Musiktherapie eingebaut. Überdies unterstützt sie die motorischen Therapiemöglichkeiten wie z.B. die Heilgymnastik wesentlich.

Die Literaturtherapie

Beim Kind mit psychischen Störungen hilft im Schulalter auch die Literatur, sei es als:
– Lesetherapie
– Schreibtherapie oder
– beides.

Das Kind führt ein einfaches Tagebuch, das in der Therapiestunde besprochen wird. Um gleichzeitig einen musischen Effekt zu erzielen, soll es abschließend zwei Verse schreiben. Günstig ist es auch, Träume kurz festzuhalten. Der Traum ist der «Königsweg» in die Welt des Unbewussten.

Musisch fördernd ist das Lesen kindgerechter Texte wie «Der kleine Prinz» von A. de Saint-Exupéry, was mithilft, ein besseres Verständnis und verfeinertes Gefühl für Mensch und Natur zu entwickeln.

Die Aromatherapie

Ein rein globalintegratives musisches Erleben ohne Teilsystemverstärkung stellt das musische Erleben der Düfte dar. Feine Düfte und Duftkombinationen im Therapieraum kosten (fast) nichts und fördern die positiven Emotionen. Das Kind hat Freude am Duft, besonders wenn es ihn selbst aussuchen darf. Dadurch wird von Anfang an die Motivation verbessert. Wenn das Kind eine versteckte Duftmarke suchen darf, wird der Raumschemawert des Duftes erhöht.

Durch das Hinzunehmen der musischen Möglichkeiten wird die Rehabilitation selbst musisch.

Zusammenfassung

Für die nonverbale musische Kommunikation sind ebenso viele Teilleistungsneurone vorhanden wie für die verbale, und zwar rechtshemisphärisch (beim Rechtshänder, der Sprachorganisation gegenüberliegend) für die Musik und – der Schriftorganisation gegenüberliegend – für das Zeichnen/Malen. Diese beiden Teilsysteme verstärken und vertiefen das musische Erleben des Globalsystems und sind für das musische Schaffen unentbehrlich. Das musische Erleben der Sensomotorik (Ballett, Akrobatik) und von Geruch und Geschmack (Festessen) hingegen sind Globalleistungen des Globalsystems. Störungen der musischen Fähigkeiten (Dysmusie) reduzieren die Lebensqualität und Motivation beträchtlich, weshalb ihre Rehabilitation sehr wichtig ist. Umgekehrt können alle anderen Störungen des zerebralen Leistungsvermögens durch das Einbeziehen der musischen Fähigkeiten in den Rehabilitationsplan gefördert werden (Zeichen- und Maltherapie, Musik-, Tanz-, Literatur-, Aromatherapie).

Summary

For the nonverbal artistic communication (e.g. music and drawing/painting) as many neurons exist as for the verbal one. Disorders of these neurons reduce the quality of life and motivation, for which reason rehabilitation is important. On the other hand, all other disorders of the brain improve when artistic abilities are included into the rehabilitation (music, drawing, painting, dancing, biblio- and aroma therapy).

Plastizität des Nervensystems

Von Nelson Annunciato, redigiert von Gino Gschwend

Neuroplastizität im intakten Nervensystem

Plastische Prozesse des Nervensystems kommen nicht nur bei pathologischen Zuständen, sondern auch bei normalem Funktionieren des Nervensystems während des ganzen Lebens vor. Ein solcher Prozess ist z.B. der lebenslängliche «Aus- und Umbau» der Nervenzellverbindungen, der die Neurone kompensiert, die schon ab etwa 30 Jahren täglich abgebaut werden. Der Abbau setzt sich mit zunehmendem Alter fort; in einem Alter von 80 Jahren sind etwa 20% der Neurone abgebaut, doch funktioniert das restliche System immer noch erstaunlich gut.

Epigenetische Faktoren. Die Bildung vieler dieser Nervenzellverbindungen geht nicht auf ein genetisches Programm der aussprossenden Neurone zurück, sondern hängt von Umgebungsbedingungen ab. Man spricht hier von der anregungsabhängigen Reifung.

Lernprozess. Ein zweiter plastischer Prozess bei einem gesunden Organismus kann als «Lernprozess» verstanden werden, wobei sowohl das unbewusste Lernen (z.B. für das unbewusste neuro-muskuläre Gedächtnis) als auch das bewusste (bewusst programmierbares und abrufbares Gedächtnis) in Frage kommen. Beide Prozesse beruhen auf ähnlichen physiologischen Mechanismen (z.B. Synapsensprossung) und bilden die Grundlage für
– ein lebenslänglich angepasstes, normales Funktionieren des Nervensystems,
– die Rehabilitation nach einer Schädigung.

Durch die Zunahme der Synapsen nimmt auch das Gedächtnisvermögen zu. Dadurch werden zum Beispiel eingeübte Bewegungsmuster, aber auch Worte oder Wahrnehmungen verstärkt abgesichert und leichter wieder abrufbar.

Bedeutung der Sinne. Was diese Neuroplastizitätsprozesse besonders interessant macht ist die Tatsache, dass sie über die Sinne angeregt werden, was erzieherisch und rehabilitatorisch genutzt wird.

Neuroplastizität im geschädigten Nervensystem

Neuronennetze. Nach Beendigung der individuellen Neuronenteilung bei der Geburt entstehen praktisch keine neuen Nervenzellen mehr. Aber sie entwickeln ihre Fortsätze für vielfältige Verbindungen, die sich zu einem komplexen Netz aus Einzelneuronen verweben. Jede Schädigung bedeutet Abänderung der ursprünglichen Netzstruktur, die die Regeneration rückgängig zu machen strebt.

Reorganisation gibt es im:
– mikroskopischen Bereich
– makroskopischen Bereich.

Reorganisation im mikroskopischen Bereich
Die Möglichkeiten der Reorganisation im mikroskopischen Bereich sind:
– Erholung der synaptischen Wirksamkeit
– synaptische Übereffektivität
– synaptische Überempfindlichkeit
– Fortbestehen der embryonalen Überinnervation
– Aktivierung der schlafenden Synapsen.

Erholung der synaptischen Wirksamkeit. Nach einem vaskulären Ereignis, Trauma oder chirurgischen Eingriff am Nervensystem werden viele Synapsen inaktiv, weil sie nahe der Schädigungszone liegen und durch das perifokale Ödem geschädigt werden. Innerhalb von 1 bis 2 Wochen tritt dort, wo das Ödem zurückgeht, eine Wiederaufnahme z.B. der Wahrnehmungs-, Bewegungs- oder Erkennungsfunktion ein.

Synaptische Übereffektivität. Sind einige Äste eines Axons durchtrennt worden, werden sämtliche im Zellkörper produzierten neuroaktiven Substanzen (Neurotransmitter, Neuromodulatoren) zu den restlichen intakt gebliebenen Synapsen transportiert, wodurch dort die Konzentration dieser Substanzen erhöht und damit der Aktivitätseffekt gesteigert wird. Als interessantes Beispiel sei hier der teildenervierte Skelettmuskel erwähnt, bei dem die verbliebenen intakten myo-neuralen Verbindungen (motorische Endplatten) wesentlich mehr Acetylcholin zugeführt bekommen, was eine Steigerung der synaptischen Wirksamkeit bedeutet.

Synaptische Überempfindlichkeit. Wenn Synapsen degenerieren, erhöhen als Kompensation dafür die Rezeptoren der verbliebenen postsynaptischen Membran auf den Zielneuronen ihre Ansprechbarkeit, wodurch sie bereits auf kleinste Konzentrationen von neuro-aktiven Substanzen ansprechen (up-regulation), die von benachbarten Synapsen ausgeschüttet oder als Medikament gegeben werden. Auch kann die Anzahl dieser Rezeptoren erhöht werden. Ein klassisches Beispiel hierfür ist die beim Parkinson-Syndrom erfolgende Sensibilitätssteigerung der cholinergen Neurone auf Dopamin mit jetzt erhöht ansprechbaren und überdies vermehrt vorhandenen Dopaminrezeptoren als Reaktion auf die Zerstörung vieler dopaminerger Neurone.

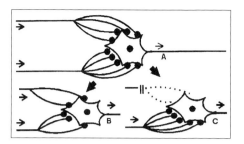

Abb. 33. Fortbestehen der Überinnervation. A = normales Muster während der embryonalen Entwicklung; B = Anordnung des normalen Nervensystems beim Erwachsenen; C = teilweise Deinnervation mit Fortbestehen der embryonalen Überinnervation als Kompensation (Nach Fitzgerald 1985).

Fortbestehen der embryonalen Überinnervation (Abb. 33). Das Nervensystem sämtlicher Säugetiere besitzt während der embryonalen Entwicklung eine hohe Anzahl von Nervenzellen; man schätzt, dass diese Anzahl während der Entwicklung um 50 bis 60% höher liegt als im erwachsenen Individuum. Nur jene Zellen, die zu einer bestimmten Zeit geeignete Verbindungen herstellen und aktiv bleiben, können überleben, während andere, die keine Funktion mehr haben, absterben.

Einige Neurone können jedoch funktionsfähig bleiben und sich damit am Leben erhalten, obwohl sie normalerweise abgebaut würden. Eines der faszinierendsten Beispiele hierfür wurde von Levay und Mitarbeitern an Affen beschrieben (1980). Die Sinnesdetektorneurone des visuellen Cortex gruppieren sich zu verschiedenen Säulen (Kolumnen). Jede einzelne dieser Säulen bekommt ihre Information aus nur einem der beiden Augen. 6 Wochen nach der Geburt hat sich bereits eine Dominanz des einen Auges mit speziell dichtem Fasergeflecht in den Detektorsäulen für dieses Auge herausgebildet. Werden vor Ende der 3. Woche jedoch die Lider des einen Auges zugenäht, erscheinen in der 6. Woche die dominierenden Säulen des sehenden Auges doppelt so dicht, während die Dichte der Säulen des verdeckten Auges um die Hälfte zurückgegangen ist. Diese zugenommene Faserdichte wird nicht durch das Aussprossen neuer Fasern erklärt, sondern durch das Fortbestehen von Fasern, welche im Normalfall degeneriert wären.

Diese Beobachtung liefert uns Hinweise auf die Behandlung von Kindern, die schon seit der Geburt eine einseitige Sehschwäche (Amblyopie) aufweisen. Da die Bildanalyse des nicht dominierenden Auges abgebaut würde, wird zeitweise das dominierende Auge zugedeckt, um eine normale Entwicklung der Detektorsäulen des anderen Auges zu erzwingen. Allerdings muss das dominierende Auge in regelmässigen Zeitabständen aufgedeckt werden, damit sich auch seine Säulen angemessen entwickeln können.

Aktivierung der schlafenden Synapsen. Viele Teile des Nervensystems besitzen aus morphologischer Sicht Synapsen, die unter physiologischen Bedingungen inaktiv erscheinen. Diese Synapsen üben ihre funktionellen Aktivitäten nur unter bestimmten Bedingungen aus. So werden sie z.B. aktiv, wenn sie in der Randzone eines verletzten Hirnareales liegen. Die Folge ist eine beachtliche Erholung der geschädigten Funktion, z.B. einer Lähmung. Wird nun aber auch diese Randzone zerstört, gibt es keine Erholung mehr. Wir schließen daraus, dass das Nervensystem in diesen Synapsen die Möglichkeit hat, Verbindungen zu verstärken, die bis zu diesem Zeitpunkt wenig genutzt wurden.

Reorganisation im makroskopischen Bereich
Im makroskopischen Bereich liegen die Möglichkeiten der
– regenerativen und kollateralen Aussprossung und der
– Anpassung.
Regenerative und kollaterale Aussprossung im zentralen Nervensystem. Sprossung (sprouting) bedeutet das Nachwachsen von unterbrochenen neuronalen Ästen (Dendriten und Axonen), das regenerativ oder kollateral erfolgen kann.

Das regenerative Sprossen (Abb. 34) erfolgt vor allem auf Ebene der Synapsen mit einer Sprossungsstrecke bis ca. 100 μm, wenn ein Axon geschädigt oder sein Ziel zerstört worden ist.

Bei der kollateralen Aussprossung (Abb. 35) entwickeln denervierte Neurone die Fähigkeit, die Sprossung benachbarter Nervenzellen zu aktivieren und auf sich zu lenken. In der Umgebung der Läsion sprossen im Zentralnervensystem Zellfortsätze sowohl beschädigter wie unbeschädigter Zellen aus. Sogar Zellen anderer Systeme werden in diesen Prozess miteinbezogen. Aufgezeigt werden konnte dies am roten Kern des extrapyramidalen Systems, wo ausgefallene Faserkontakte des Kleinhirnes durch Großhirnfasern übernommen wurden.

Sprossung im peripheren Nervensystem. Hier erfolgt die Sprossung anders: ausgiebige Sprossungsvorgänge finden sowohl in den sensiblen wie motorischen und vegetativen Nerven statt, nachdem diese unterbrochen worden sind. Nor-

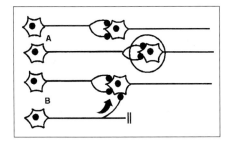

Abb. 34. Das regenerative Sprossen. A = Schädigung (Kreis) einer Zielzelle und der Axonenendigung; B = Aussprossung (Pfeil) des geschädigten Axons zu einer anderen Nervenzelle (Nach Fitzgerald 1985).

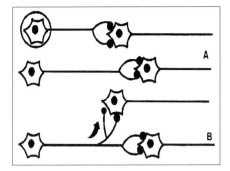

Abb. 35. Die kollaterale Aussprossung. A = Die Schädigung (Kreis) einer Ursprungszelle führt zur Deinnervation der Zielzelle; B = Aussprossung eines nicht geschädigten Axons zur deinnervierten Zielzelle (Nach Fitzgerald 1985).

malerweise tritt nach der Unterbrechung eine rapide Degeneration des distalen Nervenstumpfes ein, während die Myelinscheide der sensiblen und motorischen Nerven und die Nervenhülle erhalten bleiben. Schon 4 Wochen nach der Durchtrennung sprosst der proximale Stumpf, der noch mit dem Zellkörper verbunden ist, aus. Er wächst als Wachstumskegel mit einer Geschwindigkeit von 1 mm/Tag in die Myelinscheide ein, um sie als «Leitplanke» zu benutzen und damit den Zielmuskel oder ein Sinnesorgan (z.B. die Haut) wiederzufinden. Bei kompletter Durchtrennung des Nervs kann es zu Aussprossungsfehlern in inkorrekte Myelinscheiden oder in Abzweigungen hinein kommen, wodurch die fehlgesteuerten Axone unerwünschte Zielorgane erreichen. Hier kann sich das Nervensystem allerdings dank der zentralen Plastizität umorganisieren, so dass am Schluss die Funktion wiederhergestellt ist.

Diese Axonenaussprossung kann im zentralen Nervensystem leider nicht weit erfolgen, weil sie durch Hemmstoffe der Mikroglia verhindert wird. Bis es gelingt, diese Hemmstoffe zu blockieren – Forschungen hierzu sind im Gang – haben die Querschnittsgelähmten keine Chance, durch Aussprossung eine Besserung zu erzielen. Immerhin, die Möglichkeit ist gegeben und die Forschung ist im Gang.

Anpassungen. Wo die Regeneration nicht weiterkommt, hat das Nervensystem noch Strategien zur Verfügung, um die irreparablen Defizite zu kompensieren. Ein einfaches Beispiel hierfür ist die homonyme Hemianopsie (einseitiger Gesichtsfeldausfall). Patienten mit diesem Defekt können normal lesen, da sie den Kopf ein wenig in Richtung der Augenbewegung mitwenden. Auch können Kinder mit einer Lähmung des Musculus deltoideus den Arm dadurch etwas anheben, dass sie das Schulterblatt auswärts rotieren.

Auf Niveau des Integrators können defekte Teilsysteme durch Umprogrammieren von Globalsystemneuronen zu Teilsystemneuronen etwas Hilfe erhalten.

Die meisten dieser Anpassungen erfolgen automatisch und unbewusst, ohne dass sie eingeübt werden müssen.

Die Bedeutung der plastischen Mechanismen für therapeutische Zwecke

Das Hauptziel der Rehabilitation liegt darin, geschädigte Hirnareale möglichst wiederherzustellen. Dazu muss das Hirn von der Peripherie her geeignete Anregungen angeboten bekommen, die entschlüsselt, verarbeitet und gespeichert werden. Beispiele hierfür sind die Reizangebote über bestimmte Druckpunkte, wie sie Vojta einsetzt, oder über das Gleichgewicht im Rahmen der sensorischen Integrationsbehandlung.

Obwohl diese plastischen Prozesse mit zunehmendem Alter weniger wirksam werden, so verlieren sie, auch wenn sie traumatisch geschwächt worden sind, ihre Bedeutung selbst bis ins hohe Alter hinein nie ganz.

Rehabilitationsbeginn. Die Rehabilitation soll so schnell wie möglich eingesetzt werden, um Fehler bei der Reorganisation oder Entwicklung der neuronalen Vernetzung zu verhindern. Diese Frühbehandlung bedeutet in der Entwicklung des Kindes allerdings nicht, dass man schon vor dem neurophysiologischen Alter ein Leistungsvermögen aufbauen soll, das älteren Kindern zukommt. Man soll z.B. nicht versuchen, schon einem dreimonatigen Kind das Sprechen beizubringen, da die Voraussetzungen für die Bildung von Einwortsätzen erst im 1. Lebensjahr gegeben sind.

Ganzheitlichkeit. Auch soll man nicht ausschließlich Übungen für das geschädigte System einsetzen, z.B. nur für eine obere rechte Extremität, da dies weit von der Realität der normalen sensomotorischen Entwicklung entfernt liegen würde. Weil das Nervensystem eine unteilbare Ganzheit bildet, sollte man den Patienten als Ganzheit betrachten und behandeln. Daher sind in letzter Zeit in verschiedenen Ländern Europas, vor allem in Deutschland, aber auch in Brasilien, vereinheitlichende Ganzheitsstrategien entwickelt worden, die darauf abzielen,
– eine verlorene Funktion einzubauen
– eine geschädigte Funktion aufzubauen
– eine intakte Funktion auszubauen.

Zusammenfassung

Neuroplastizität ist ein Geschehen, das sowohl beim Aufbau, beim lebenslänglichen Umbau, beim Lernprozess des normalen Nervensystems als auch vor allem beim Wiederaufbau eines geschädigten Systems eine große Rolle spielt. Im letzteren Fall erfolgt die Reorganisation auf Niveau der Synapsen wie der Neurone. Bezüglich der Axone ist allerdings nur im peripheren Nervensystem ein wiederherstellendes Aussprossen möglich. Das zentrale Nervensystem dagegen verfügt über einige Anpassungsstrategien, die sich unbewusst und automatisch einstellen. Wegen der starken Förderung dieser Prozesse durch die Afferenzen ist es wichtig, die Plastizität mit entsprechenden Herausforderungen zu fördern.

Summary

Neuroplasticity plays an important role in the life-long formation of the brain, but especially in the reconstruction of a damaged system. In the latter case, reorganization occurs on synaptic and neuronal level. Regarding the damage of axons, a restoration by sprouting is possible only in the peripheral nervous system. Instead, the central nervous system has some adaptation strategies which take place automatically and unconsciously. As afferents are important stimuli of neuroplasticity, the development of plasticity has to be particularly challenged.

Weiterführende Literatur

Entwicklung

Frankenburg W et al.: Entwicklungsdiagnostik bei Kindern. Stuttgart, Thieme, 1992.

Pflüger L: Neurogene Entwicklungsstörungen. Eine Einführung für Sonder- und Heilpädagogen. UTB, 1991.

Ergotherapie/Beschäftigungstherapie

Aernout JR: Arbeitstherapie. Eine praxisorientierte Einführung. Weinheim, Beltz, 1995.

Deutscher Verband der Ergotherapeuten: Grundlage der Feinmotorik in der Ergotherapie. Idstein, Schulz-Kirchner, 1995.

Jentschura G et al. (Hrsg): Beschäftigungstherapie. 2 Bde. Stuttgart, Thieme, 1979.

Koske C: Beschäftigungstherapie bei Wahrnehmungsstörungen. Idstein, Schulz-Kirchner, 1994.

Presber W: Ergotherapie. Grundlagen und Techniken. Berlin, Ullstein, 1994.

Schewior-Popp S: Krankengymnastik und Ergotherapie. Idstein, Schulz-Kirchner, 1994.

Körperschema

Hügel W: Entwicklung und Behinderung des Körperschemas. Idstein, Schulz-Kirchner, 1994.

Krankengymnastik

Cotta H et al. (Hrsg): Krankengymnastik. 12 Bde. Stuttgart, Thieme, 1986-1995.

Schewior-Popp S: Krankengymnastik und Ergotherapie. Idstein, Schulz-Kirchner, 1994.

Kunsttherapie

Baukus P et al.: Aktuelle Tendenzen in der Kunsttherapie. Stuttgart, Fischer, 1993.

Menzen KH: Heilpädagogische Kunsttherapie. Freiburg, Lambertus, 1994.

Orff G: Die Orff-Musik-Therapie. Aktive Förderung der Entwicklung des Kindes. Stuttgart, Fischer, 1992.

Reiss W: Kinderzeichnungen. Wege zum Kind durch seine Zeichnungen. Neuwied, Luchterhand, 1994.

Schottenloher G: Kunst- und Gestaltungstherapie. Eine praktische Einführung. München, Kösel, 1995.

Schubert G: Klänge und Farben. Formen der Musiktherapie und Maltherapie. Kassel-Wilhelmshöhe, Bärenreiter, 1982.

Mehrfachbehinderung

Kemper R: Sensorik und Motorik (akustische Raumorientierung, Gesamtkörperkoordination mit Blinden und blindübend Sehenden). Köln, Sport und Buch, 1993.

Schwörer C: Der apallische Patient. Stuttgart, Fischer, 1992.

Motorik

Bobath B et al.: Die motorische Entwicklung bei Zerebralparesen. Stuttgart, Thieme, 1994.

Bruch H: Bewegungsbehinderungen. Übersicht und funktionelle Grundlagen. Stuttgart, Thieme, 1994.

Bundesverband für Körper- und Mehrfachbehinderte: Kinder mit cerebralen Bewegungsstörungen. Düsseldorf, 1993.

Kiphard E: Motopädagogik. Dortmund, modernes lernen, 1995.

Klein-Vogelbach S: Funktionelle Bewegungslehre. Berlin, Springer, 1993.

Kristeva-Feige R: Funktionelle Lokalisation motorischer Areale der Großhirnrinde vor und während Willkürbewegungen beim Menschen. Münster, Waxmann, 1994.

Rondot P et al.: Bewegungsstörungen in der Neurologie. Stuttgart, Enke, 1991.

Urbas L: Die Pflege des Hemiplegiepatienten nach dem Bobath-Konzept. Stuttgart, Thieme, 1996.

Vojta V et al.: Das Vojta-Prinzip. Berlin, Springer, 1992.

Wollny R (Hrsg): Stabilität und Variabilität im motorischen Verhalten. Aachen, Meyer und Meyer, 1993.

Neurophysiologie

Atwood HL et al.: Neurophysiologie. Stuttgart, Schattauer, 1994.

Gschwend G: Die neurophysiologischen Grundlagen der Rehabilitation. Lübeck, Hansisches Verlagskontor, 1994.

Schmidt RF: Neuro- und Sinnesphysiologie. Springer, Berlin 1994

Schmidt RF: Physiologie des Menschen. Berlin, Springer, 1995.

Physiotherapie

Cordes C et al. (Hrsg): Physiotherapie – Grundlagen und Techniken der Bewegungstherapie. Berlin, Sport und Gesundheit, 1990.

Dirschauer U et al.: Physikalische Therapie in Klinik und Praxis. Stuttgart, Kohlhammer, 1995.

Geyèr M von (Hrsg): Physiotherapie – Neurologie. Berlin, Sport und Gesundheit, 1990.

Hüter-Becher et al. (Hrsg): Physiotherapie: Lehrbuchreihe. 14 Bde. Stuttgart, Thieme, 1996/97.

Plastizität des Hirnes

Anzufordern beim Verfasser Dr. med. Nelson Annunciato, Deutsche Akademie für Entwicklungsrehabilitation, Heiglhofstraße 63, D-81377 München.

Rehabilitation

Brock U Hrsg): Frühdiagnostik und Frühtherapie. Psychologische Behandlung von entwicklungs- und verhaltensgestörten Kindern. München, Psychologie Verlags Union, 1993.

Büker-Grummet I et al.: Hilfen für die Arbeit im Kindergarten für geistig behinderte und entwicklungsbehinderte Kinder. Detmold, Lebenshilfe Detmold, 1984.

Bundesverband für Körper- und Mehrfachbehinderte: Rehabilitation Behinderter. Schädigung – Diagnostik – Therapie – Nachsorge. Düsseldorf, 1994.

Fromm W et al.: Rehabilitationspädagogik für Sehgeschädigte. Berlin, Sport und Gesundheit, 1990.

Kiphard E: Mototherapie. Dortmund, modernes lernen, 1994.

Mauritz K et al. (Hrsg): Neurologische Rehabilitation. Bern, Huber, 1992.

Muhlum A et al.: Handbuch der Rehabilitation. Neuwied, Luchterhand, 1991.

Schmidt KL et al. (Hrsg): Lehrbuch der physikalischen Medizin und Rehabilitation. Stuttgart, Fischer, 1994.

Sensorische Integration

Ayres AJ: Bausteine der kindlichen Entwicklung. Die Bedeutung der Integration der Sinne für die Entwicklung des Kindes. Berlin, Springer, 1994.

Sprache

Becker K et al.: Rehabilitative Spracherziehung. Berlin, Ullstein, 1993.

Fröhlich A (Hrsg): Kommunikation und Sprache körperbehinderter Kinder. Düsseldorf, Bundesverband für Körper- und Mehrfachbehinderte, 1987.

Teilleistungsstörungen

Esser G: Was wird aus Kindern mit Teilleistungsschwächen? Stuttgart, Enke, 1991.

Verhalten

Brock U (Hrsg): Frühdiagnostik und Frühtherapie. Psychologische Behandlung von entwicklungs- und verhaltensgestörten Kindern. München, Psychologie Verlags Union, 1993.

Grossmann G et al.: Rehabilitionspädagogik Verhaltensgeschädigter. Berlin, Sport und Gesundheit, 1990.

Prekop J: Unruhige Kinder. Münsterschwarzach Abtei, Vier Türme, 1995.

Wahrnehmungsstörungen

Fröhlich A (Hrsg): Wahrnehmungsstörungen und Wahrnehmungsförderung. Heidelberg, Schindele, 1994.

Fromm W et al.: Rehabilitationspädagogik für Sehgeschädigte. Sport und Gesundheit, 1990.

Kemper R: Sensorik und Motorik (akustische Raumorientierung, Gesamtkörperkoordination mit Blinden und blindübend Sehenden). Köln, Sport und Buch, 1993.

Koske C: Beschäftigungstherapie bei Wahrnehmungsstörungen. Idstein, Schulz-Kirchner, 1994.

Die Autoren

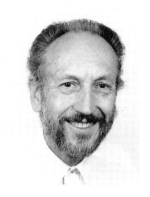

Als letzter Schüler des Nobelpreisträgers Prof. Walter Rufolf Hess in Zürich hat der Autor, **Dr. Gino Gschwend,** ein fundiertes Wissen in Neurophysiologie erworben, das er in vergleichender Neurobiologie des Tierreiches bei Prof. Hediger und Prof. Pilleri erweitern konnte. Es folgten weitere Studien in Neurologie (Prof. Mumenthaler in Bern) und Psychiatrie (Prof. Walther in Bern) mit ersten klinischen Erfahrungen am Patienten. Nach intensiver Auseinandersetzung mit dem entwicklungsgeschädigten Kind hat er das vorliegende neurophysiologische Modell des zerebralen Leistungsvermögens entwickelt, woraus Störungsbilder und Rehabilitationsbedarf abgeleitet werden können.

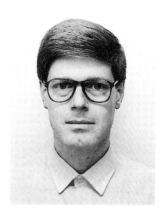

Dr. Nelson Annunciato arbeitete nach dem Studium der Medizin 4 Jahre lang als Assistenzarzt an der Universität in São Paulo (Spezialfach Biomedizin in der Abteilung Neuroanatomie), wo er sich mit der Erforschung des Nervensystems befasste. Zwischen 1989 und 1992 setzte er seine Hirnforschungen am Institut für Anatomie in Lübeck fort. Zur Zeit befasst er sich an der Deutschen Akademie für Entwicklungsrehabilitation in München mit dem Regenerationsvermögen des geschädigten Nervensystems, ein Potential, das bei Kindern mit Hirnschädigung oder Entwicklungsrückstand große Rehabilitationsmöglichkeiten birgt.